症状・体質からしっかり選べる！

薬剤師・登録販売者のための
フローチャートでわかる

漢方薬 虎の巻

永田郁夫 著

南山堂

はじめに

西暦650年頃に記された中国古典に「千金要方《せんきんようほう》」という医学書があります．それには，医師を上医，中医，下医の３段階に分けており，最も優れた医師，つまり上医は，まだ病気になる前の状態（未病）を治す医師のことであるという考え方が記されています．ここから，予防医学を重視した考え方はすでに約1400年前からあったことがわかります．

この未病を治す大切さと未病に対する漢方薬の必要性は大きくつながります．また，未病の思想は養生の重要性に結びつきます．漢方医学は予防医学でもあり養生医学でもあります．生体が本来もっている自然治癒力を高める，あるいは導き出すことを基本理念としています．

本書では，改善したい症状について漢方薬をフローチャートで選べるように解説しています．フローチャートは，患者の「証」を確定するための虚実［病勢］，寒熱［病性］，気血水［病態］などを考慮して作成しました．その際，寒熱［病性］の表現は各書籍によって多少異なるため，読者のみなさまが現場で混乱せずに漢方薬を選択できるよう，株式会社ツムラの「ツムラ医療用漢方製剤」に統一しました．

さて，「証」には主証と客証があります．主証は主になる症状であり，ある一定期間ほとんど変動がありません．しかし，客証は主証に付随して一時的にあらわれる症状であり，あったりなかったりして変わります．例えば，「加味逍遙散《かみしょうようさん》証」では〝のぼせ，イライラ〟などは主証と考えられ，〝めまい，口渇，手足の冷え〟などは客証と考えられます．また，症状として〝しみや肌あれ，めまい，不眠〟などがある場合，これは，気血水［病態］では「血虚」の場合でも「血滞」の場合でもあらわれる症状です．すなわち，主証と客証の「症状」，さらには［病勢］，［病性］，［病態］などの捉え方によって，漢方薬の選択肢も変わってきます．そのため，症状からフローチャートのみで症状にあった漢方薬を選択するのは多少難がありますが，最も適した漢方薬を選択するヒントになれば幸いです．

なお，各項目で代表的な漢方薬を紹介しますが，患者の「証」は一人ひとり違い，それによって漢方薬も異なるのが本来の漢方医学の基本概念です．ゆえに，今回取り上げた漢方薬以外でも，各個人に合った漢方薬があるのはいうまでもありません．

薬局やドラックストアはもちろん，病院などでも漢方薬を選択する際にお役に立つよう執筆しました．ぜひ本書を活用して頂ければ幸いです．

2023年6月

永田郁夫

CONTENTS

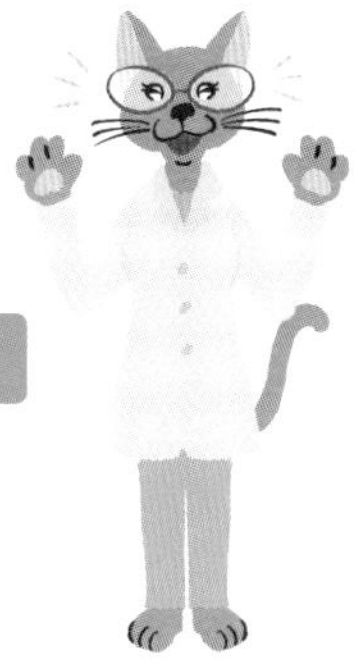

フローチャートの使い方

主訴・症状ごとに適した漢方薬をフローチャートで解説します（症状によっては解説がないものがあります）.

アイコン・色

「病性（p.14）」を示しています. 病性は, 病気の性質やあらわれ方によって「寒」「熱」に分類されます. このタイプによってあう・あわない漢方があるため, 飲み分けるための指標となります.

見出し

この後に続く漢方が, 漢方医学的にどういった分類であるかを示しています. この例では,「水滞」が原因で生じている神経痛には, 麻杏薏甘湯, 二朮湯, 桂枝加朮附湯を用いることを表します.

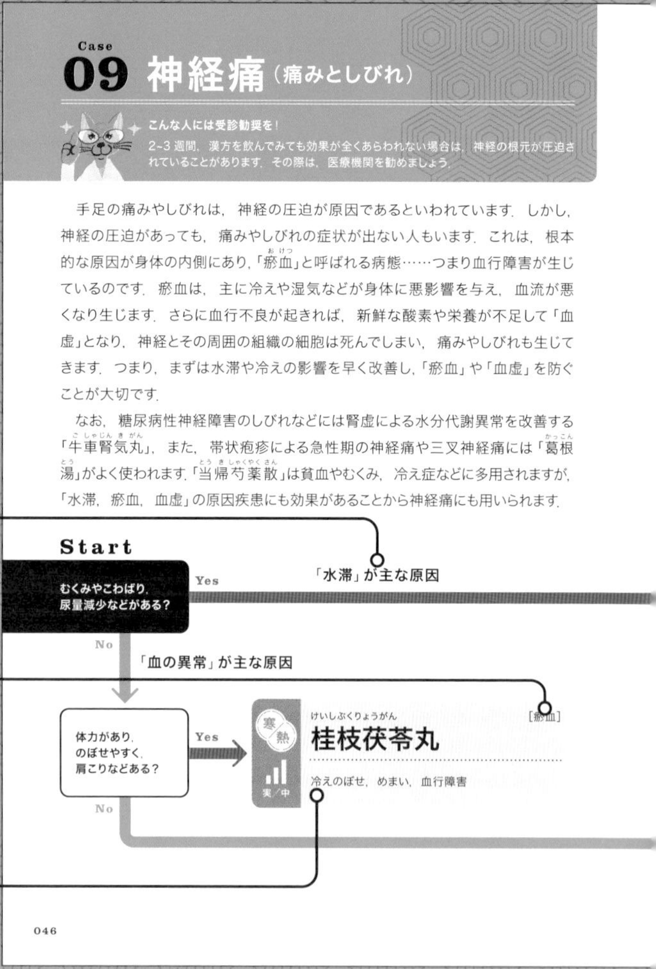

Case 09 神経痛（痛みとしびれ）

こんな人には受診勧奨を！

2~3 週間, 漢方を飲んでみても効果が全くあらわれない場合は, 神経の根元が圧迫されていることがあります. その際は, 医療機関を勧めましょう.

手足の痛みやしびれは, 神経の圧迫が原因であるといわれています. しかし, 神経の圧迫があっても, 痛みやしびれの症状が出ない人もいます. これは, 根本的な原因が身体の内側にあり,「瘀血《おけつ》」と呼ばれる病態……つまり血行障害が生じているのです. 瘀血は, 主に冷えや湿気などが身体に悪影響を与え, 血流が悪くなり生じます. さらに血行不良が起きれば, 新鮮な酸素や栄養が不足して「血虚」となり, 神経とその周囲の組織の細胞は死んでしまい, 痛みやしびれも生じてきます. つまり, まずは水滞や冷えの影響を早く改善し,「瘀血」や「血虚」を防ぐことが大切です.

なお, 糖尿病性神経障害のしびれなどには腎虚による水分代謝異常を改善する「牛車腎気丸《ごしゃじんきがん》」, また, 帯状疱疹による急性期の神経痛や三叉神経痛には「葛根《かっこん》湯《とう》」がよく使われます.「当帰芍薬散《とうきしゃくやくさん》」は貧血やむくみ, 冷え症などに多用されますが,「水滞, 瘀血, 血虚」の原因疾患にも効果があることから神経痛にも用いられます.

Start

むくみやこわばり, 尿量減少などがある？

Yes

「水滞」が主な原因

No

「血の異常」が主な原因

体力があり, のぼせやすく, 肩こりなどある？

Yes

寒

熱

実／中

[瘀血]

桂枝茯苓丸《けいしぶくりょうがん》

冷えのぼせ, めまい, 血行障害

No

046

漢方用語

漢方医学的にどのような体質・症状にあうかを示しています.

症状

漢方方剤に適する代表的な症状をあげています.

寒　足腰が冷えて痛い，寝冷えでの腹痛，寒がり，手足の冷え，頻尿など冷えの症状

熱　発熱，ほてり，暑がり，口が乾く，顔色が赤いなどの症状

寒 熱　「熱」「寒」のどちらの症状にも適する

「熱」「寒」のどちらにも属さない症状に適する

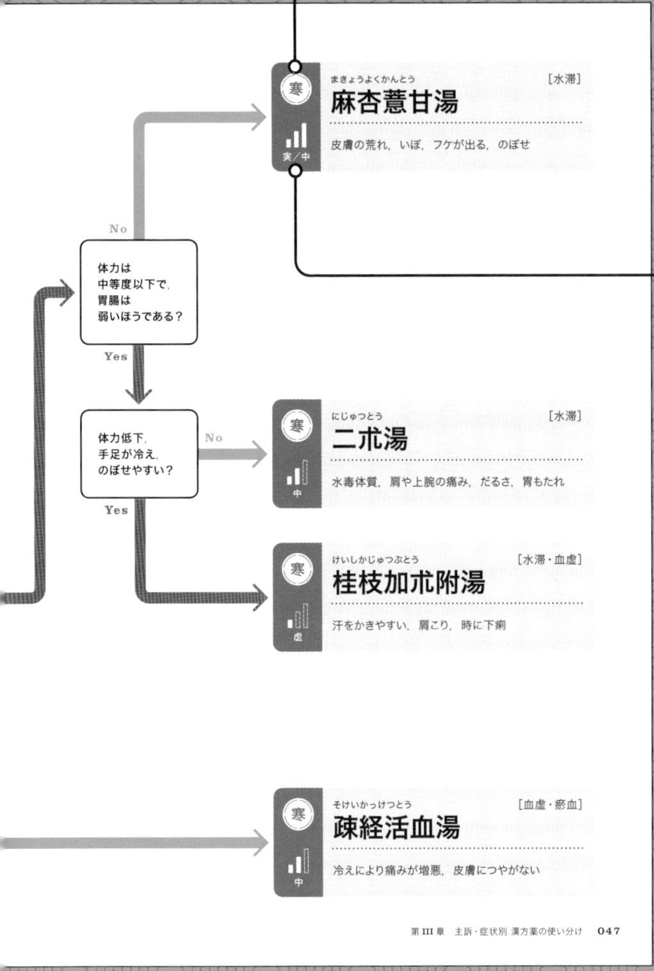

アンテナ

病気に対する抵抗力の強さである「病勢（p.16）」を示しています．これは「虚証」と「実証」に分けられます．

本数が多いほど実証，少ないほど虚証の人向きの漢方薬であることを示しています．

実証：邪気が盛んな状態．がっちりした体型や体力があって疲れにくい，顔が赤く声が強いなど

中間証：実証と虚証の間で，普通を示す

虚証：生命力が弱まっている状態．体力がなく疲れやすい，顔が青白い，血圧が低いなど

アンテナなし：すべての証に用いられる

漢方方剤一覧の使い方

第Ⅲ章 主訴・症状別 漢方薬の使い分けに登場する漢方薬を解説します.

掲載の順番

第Ⅲ章に登場する漢方方剤を，五十音順に並べています.

表の色

フローチャートと同様に，「病性（p.14）」に応じて色分けしています．寒証は青色，熱証は赤色，寒熱のどちらにも使用できる，もしくはどちらにも属さない場合は黄色で示しています.

- 寒証
- 熱証
- 寒熱のどちらにも使用できる，もしくはどちらにも属さない

漢方方剤一覧

安中散（あんちゅうさん）

胃寒の疼痛，胃酸過多

病性	病勢	外邪			気・血・水			病向		帰経
寒	中・虚	湿	冷	風	気虚		水滞	升	収	脾・心・肺

冷えや寒冷の飲食物で発生する平滑筋の緊張や痙攣（気滞）による上腹部痛で，腹部膨満，悪心，嘔吐，胸やけ，呑酸《どんさん》などの症状に適する．また，冷えによる月経痛，下腹部痛，脇痛などにも効果があり，温める鎮痛薬として他剤と併用することも多い.

君薬 桂皮《けいひ》　**臣薬** 延胡索《えんごさく》

胃苓湯（いれいとう）

寒湿の外邪による胃腸障害

病性	病勢	外邪			気・血・水			病向		帰経
寒・熱	中	湿			気滞		水滞	升	収	脾

水様性の下痢・腹痛・嘔吐などに用いる．平胃散《へいいさん》と五苓散《ごれいさん》の合方《ごうほう》．普段から水滞傾向の人が急性胃炎や暑気あたり，食あたりなどを起こして，水様性の下痢を呈する症状に適している.

君薬 蒼朮《そうじゅつ》・茯苓《ぶくりょう》　**臣薬** 厚朴《こうぼく》・猪苓《ちょれい》

温経湯（うんけいとう）

下焦虚寒《げしょうきょかん》，瘀血《おけつ》と血虚

病性	病勢	外邪			気・血・水			病向		帰経
寒	中・虚	燥	冷		気虚	血		両	収	肝

現代医学的には，主として骨盤内（下焦）の循環が障害され（動脈側の循環不良を虚寒，静脈側のうっ滞を血瘀《けつお》という），全身的な栄養障害（血虚）や自律神経失調，異化作用亢進（身体の筋や脂肪組織を分解してエネルギー源を得なければいけない状態）が生じたものと考えられる．虚寒とは虚証かつ寒のあることで，陽気が不足して体を温めることが出来ない状態を示す．本剤は体内の寒を温めて，痛み（瘀血）を去り，栄養障害（血虚）を改善する.

君薬 桂皮《けいひ》・呉茱萸《ごしゅゆ》　**臣薬** 当帰《とうき》・川芎《せんきゅう》・芍薬《しゃくやく》

100

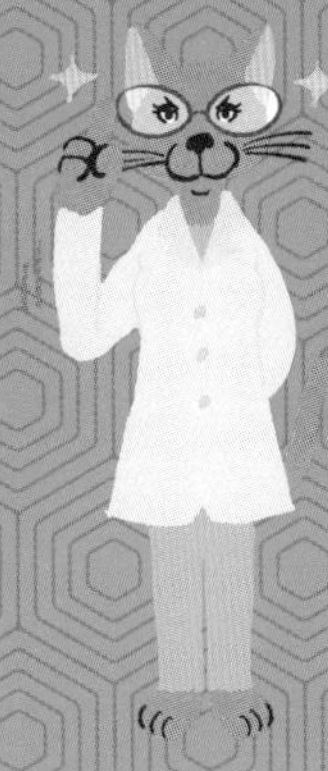

君薬，臣薬

漢方を構成する生薬には，効果の柱となる「君薬」とそれを支える「臣薬」があります．ここでは，どの生薬が君薬，臣薬であるかを示しています．

表中の色

その漢方薬にとって特に大切な要素を，薄く色づけて示しています．

漢方用語

その漢方薬に適した症状などを，漢方用語で示しています．

君薬 主薬で証に対して主な薬効を示す　臣薬 君薬を補助し，その薬効を増強する

越婢加朮湯（えっぴかじゅつとう）

風水《ふうすい》

病性	病勢	外邪			気・血・水			病向		帰経
熱	実・中	湿		風			水滞	升	収	腎・肺・脾

風水とは急性の浮腫を示す．一般に急性の浮腫と尿量減少を伴う時に越婢湯《えっぴとう》を用いるが，さらに浮腫が強い時には健脾利水の蒼朮《そうじゅつ》を加えて（本剤），組織内の水分を血中にひきこみ利尿効果を高める．初期に発熱，悪風《おふう》（肌の陽気が低下しているため，風にあたると寒気を感じること），咽痛，咳嗽などを伴うことが多い．実証の風水には本剤を用い，気虚の風水には防已黄耆湯《ぼういおうぎとう》を用いる．麻黄《まおう》・石膏《せっこう》の組み合わせは「発汗」ではなく「利尿」にまわる．

君薬 麻黄　臣薬 石膏

黄耆建中湯（おうぎけんちゅうとう）

脾胃虚寒《ひいきょかん》

病性	病勢	外邪			気・血・水			病向		帰経
寒	虚	燥		風	気虚	血虚		降	散	脾・心・肺

小建中湯《しょうけんちゅうとう》証（脾胃虚寒：消化機能低下と冷え）に，寝汗，自汗，疲れやすい，食欲不振などの気虚の程度が強い場合に用いる．小建中湯に黄耆《おうぎ》を加えたものであり，黄耆は肉芽形成を促進し潰瘍の癒合を促進することから，胃・十二指腸潰瘍があり気虚を示す場合に適している．

君薬 黄耆・膠飴《こうい》　臣薬 甘草《かんぞう》

黄連解毒湯（おうれんげどくとう）

三焦《さんしょう》の実火《じっか》

病性	病勢	外邪			気・血・水			病向		帰経
熱	実・中	湿	火				水帯	升	散	脾・心・肺・腎

実火（熱盛，実熱）とは炎症症状を指し，三焦の実火とは全身の炎症を意味する．本剤は炎症と充血を伴う諸症を治す効果があり，構成生薬すべてが消炎・解熱作用をもつことから，冷服が望ましい．また，本剤は熱を「利尿」として取り，類似薬の三黄瀉心湯《さんおうしゃしんとう》は熱を「便」として取る．

君薬 黄連《おうれん》　臣薬 黄芩《おうごん》

第IV章　漢方方剤一覧　101

第 I 章

漢方薬の基本

知っておきたい
漢方薬の基本について解説します

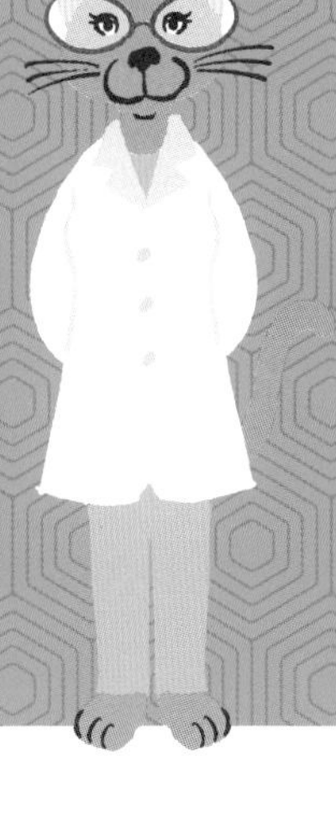

Basic 01 漢方薬とは

漢方の起源と歴史

漢方医学は，もともと古代の中国の伝統医学をもとにして作られた医学であるため，広義では鍼灸や指圧なども含みますが，狭義では漢方薬を用いる医学体系を指します．

漢方医学は，しばらくの間はその中国の伝統医学をまねた，いわゆる模倣時代が続いていましたが，その後だんだんと日本独自に発展を遂げながら日本の伝統医学となったのです．日本の医学が漢方医学とよばれ始めたのは江戸時代後期頃からといわれています．

漢方という名は，伝わってきた中国伝統医学が中国の漢の時代頃に完成していたことが由来ではなく，実際は漢民族の国，つまり中国から入ってきた医学という意味です．また，江戸の鎖国時代にはオランダからヨーロッパ医学が入ってきていました．その医学は当時の日本の医学とは異なっていたために，オランダを漢字にしたときの“和蘭・阿蘭陀・和蘭陀”の蘭をとって蘭方《らんぽう》とよんだのです．そして，蘭方と区別するために，特に名前のない日本の医学を「漢方」とよび始めたのです．なお，アジア地帯（東洋）で発生し体系化された伝統医学の総称を東洋医学といいますが，日本では曖昧な用語であり，一般的には昭和時代以降は漢方医学と鍼灸医学をあわせた医学を東洋医学とよんでいました．

生薬，方剤とは？

自然に存在している植物や動物，あるいは鉱物などの薬効となる部分（根，葉，実など）を長期保存のために変質しないように乾燥し，使いやすいように形を整えるなどの簡単な加工を施したものを生薬といいます．漢方薬は，この生薬を一定の割合で配合した処方薬なのです．つまり，植物の花や葉，茎，根，種子，樹皮，あるいは昆虫の殻や動物の内臓の一部（胆嚢や陰茎）など，複数の生薬を漢方医学の治療原理に基づいて混ぜ合わせそれを薬としたもので，方剤ともいいます．生薬としては，動物ですとセミやナメクジ，ヤモリ，ムカデ，ゴキブリなども使用しているから驚きです．

次に，薬草や民間薬および漢方薬の違いを示します．

生　薬：薬草の一部分（根，葉，実など）を乾燥して，調製加工（加熱，蒸し）を加えたもの．薬用の鉱物，動物組織なども生薬に含まれる

薬　草：薬用植物と同意語で，薬になる植物全体

民間薬：民間伝承による治療法に用いられる薬．ゲンノショウコやアロエ，ドクダミのように一種類だけを用いる

漢方薬：民間薬とは異なり，漢方理論に基づきいろいろな生薬を配合した処方

漢方の得意分野は？

漢方薬はいわゆる「未病」といわれる病気の一歩手前，または半健康状態などの発病する前の状態・症状で，まだ病気になっていないが放っておくと病気になる可能性のある状態の改善を最も得意としています．これは，漢方医学がバランスの医学と考えられるためです．つまり，身体内になんらかの歪みや乱れが生じることでアンバランスの状態に陥り各症状が発症しており，漢方はそのバランスを整えて症状を改善すると考えています．

漢方医学は，肩こりや冷え症，不眠症，汗かき，慢性の便秘や頭痛，疲れやすさ，虚弱体質，胃下垂，あるいはニキビ・肌あれ・しもやけ・疣《いぼ》などの皮膚疾患，更年期障害・生理痛・月経困難などの婦人科疾患を得意とします．また，西洋医学的な病名がつかない状態や，病名があっても治療方法がない場合，副作用が強くて治療の継続が難しい場合なども漢方薬の得意分野といえます．すなわち，漢方薬は体全体の抵抗力を高めたり，身体機能の調整を得意としています．

なお，中国古典には最も優れた医師，つまり上医の定義は「まだ病気になる前の状態（未病）を治すこと」であるという考え方が記されています．このように，予防医学を重視した考え方は，すでに約 1400 年前からあったことがわかります．

Basic 02 症状・体質にあう漢方薬とは

どうやって処方薬・漢方薬を決める？

西洋医学とは違う漢方独特の漢方診断により，患者個人の「証」を決定することによってその患者の治療法（処方薬）を決めます．つまり，漢方薬を決めるには証を決定することがとても大事です．では，その漢方の「証」とはなんでしょうか？

証の定義は「患者が現時点で呈している病状を陰陽，虚実，気血水，五臓などの漢方医学のカテゴリーで総合的に捉えた診断であり，治療の指示」です．すなわち，西洋医学は病気を分類して病名をつけますが，漢方医学の治療は病名が何であろうと，患者個人の身体にあらわれる症候群として，その症状にあう薬を処方します．

また，定義に「現時点で」とある通り，漢方医学では疾病は流動的なものとしています．時は刻々と変化するものと認識していることから「時間の医学」ともいわれ，証は固定したものではなく，身体の異常は時間の経過と共に変化すると解釈しています．したがって，そのときどきで「証」が変わることから処方薬も変わることを認識しておく必要があります．さらに人は，一人ひとり体質も異なります．このように，漢方治療ではその時の症状や個人の体質，すなわち,「証」によって薬の処方を決めます．

西洋医学との違い

西洋医学は患者を診察して病名を決め，その病気に対して治療を行います．すなわち,「**診断→病名決定＝処方薬決定**」です．一方，漢方医学は患者の自覚症状と漢方医学的診察による他覚所見に加え体質や体格などを考慮して一つの症候パターン（証）を導き出し，それに従って治療を行います．つまり「**診断→証＝処方薬決定**」です．このため漢方には病名はありません．漢方は「病人の証」と「薬方の証」が相対しているのが特徴です．これを「方証相対」といいます．

このように漢方治療は，病名が何であろうと，患者個人の身体にあらわれる症候群としてその症状にあう薬を処方します．例えば，体力は低下して（病勢：

虚），手足の冷え（病性：寒）などを呈し，疲れやすく，胃内停水あるいは水様便（気血水：気虚・水滞）などがあり，食欲不振で胃腸機能（帰経：脾）が低下していれば，六君子湯《りっくんしとう》証や人参湯《にんじんとう》証などが考えられます．さらに，痰や気管支炎（病向：升）など呼吸器系の症状を伴えば，六君子湯の証と考え，六君子湯が処方されることになります．

「六君子湯証」の指標目安

<table>
<tr><th>病勢</th><th>病性</th><th colspan="2">気血水</th><th>病向</th></tr>
<tr><td rowspan="2">実</td><td rowspan="3">熱</td><td rowspan="2">気</td><td>滞</td><td rowspan="3">升</td></tr>
<tr><td>虚</td></tr>
<tr><td rowspan="2">中</td><td rowspan="2">血</td><td>滞</td></tr>
<tr><td rowspan="3">寒</td><td>虚</td><td rowspan="3">降</td></tr>
<tr><td rowspan="2">虚</td><td rowspan="2">水</td><td>滞</td></tr>
<tr><td>虚</td></tr>
</table>

色づいている部分が六君子湯証にあう部分である

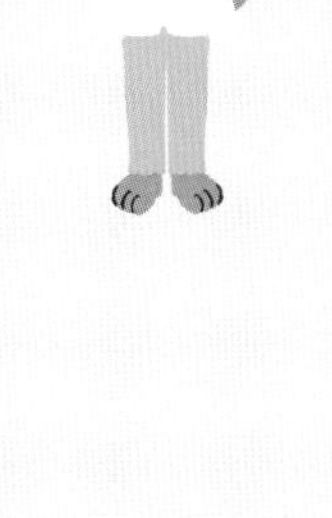

漢方医学と西洋医学の相違

◉漢方医学

診断→証＝処方薬　方証相対

◉西洋医学

診断→病名＝処方薬

Basic 03 漢方薬の服用方法

本来，漢方薬は中国で行われているように煎じ薬で服用するべきものですが，日本では漢方エキス製剤がかなり普及しており，ほとんどの方がエキス製剤を服用しているようです．

漢方エキス製剤とは複数の生薬から煎じた液を顆粒状あるいは細粒にしたものです．一般的にはできるだけお湯に溶かして，熱すぎないように少し冷ましてから服用するのがよいです．しかし，吐き気や嘔吐がある場合，あるいは吐血や喀血などの出血傾向がある場合には冷やして服用するほうがよいでしょう．これを冷服といいます．

時間的な余裕がない場合にはそのまま水で服用するのも一つの方法ですが，溶かすのと溶かさないのとでは吸収量に差が出るという報告もあり，可能であればお湯に溶かして服用したほうがよいでしょう．また，お湯で溶かしたほうがよいもう一つの大きな理由は，漢方薬はその組成生薬の独特な香りや味を感じることも効能・効果に微妙に影響を及ぼすためです．香りや味によって漢方薬が飲みにくいことを経験する方もいると思いますが，「証」にあった漢方薬を服用する場合には，意外に抵抗なしに服用できるケースも多いです．

また，患者の「熱証」あるいは「寒証」タイプによって漢方薬を冷やして飲むのか，あるいは温めて飲むのか，さらには漢方薬が熱や炎症を抑える「清熱剤」なのか，あるいは身体を温める「散寒剤」なのか，このように患者の病性や方剤の特徴にあわせた服用方法を考慮することが望ましいと思われます（p.14 参照）．

いつ服用する？

昔から漢方薬は食前または食間に飲むことになっているようです．これは，胃の中が空になっているほうが速く効くと考えられたためです．現在の研究データでも，吸収率はやはり食前のほうがよいようです．さらに食後では食事の影響もあることから，なるべく食前または食間に服用するのがよいと思われます．これは薬（生薬）も食物も同じであるという薬食同源の思想からくるものであり，食べ物同士の相互作用と考えられます．このように，漢方薬に含まれる有効成分の吸収への影響をなるべく少なくすること，さらには飲食物や西洋薬との相互作用を回避することが大切だと考えられます．また，漢方薬は服用量が多いため，満腹の後（食後）に服用するよりも食前のほうが飲みやすいでしょう．食前に服用すれば速やかに腸へ移行するため飲食物と接する量が減り，相互作用も減少します．さらに，西洋薬は食後に服用することが多いため，西洋薬との相互作用も減少します．

したがって，原則としては空腹時や食間，食前に服用することが望ましいと考えられます．しかし，食前や空腹時は飲みづらい，あるいは飲み忘れが多いようであれば，食後に服用することも考慮してよいでしょう．

長期の服用はダメなのか？

いわゆる漢方の長期投与（通常 2〜3ヵ月以上）の場合には有害作用が出る可能性が高まることから，服用中の漢方薬の再検討はもちろんのこと，その漢方薬の特性をよく把握することが大切です．注意すべき漢方としては芍薬甘草《しゃくやくかんぞう》湯《とう》が代表的です．

芍薬甘草湯は甘草の成分の一つであるグリチルリチンに注意する必要があるため，添付文書の用法および用量に関連する使用上の注意には「本剤の使用にあたっては，治療上必要な最小限の期間の投与にとどめること」と明記されています．理由については「こむら返り」の項目（p.96）を参照ください．

また，1996 年 3 月に「漢方薬による副作用で死亡」といった趣旨の新聞報道がされました．当時の医療関係者も驚きを隠せませんでした．このため，厚生省薬務局が発表していた 1997 年 6 月の医薬品副作用情報（No.143）において，各漢方製剤の添付文書の重要な基本的注意に「本剤の使用にあたっては，患者の証（体質・症状）を考慮して投与すること．なお，経過を十分に観察し，症状・所見の改善が認められない場合には，継続投与を避けること」の旨が記載されました．なぜ経過を十分に観察する必要があるかというと，患者自身の証は時間の経過とともに変化し，それに伴い適した処方薬も変わるからです．証が変われば，漢方薬も証に応じて変方するのが漢方医学なのです．証の変化を考えずむやみに長期間服用したとすれば，副作用または有害作用が発現するのは当然のことなのです．

Basic 04 医療用と一般用の漢方製剤の違い

医療用漢方製剤と一般用漢方製剤（OTC 医薬品※）の違いは，簡単にいえば医療用は〝処方せん〟が必要であり，一般用は必要ないことですが，より重要な点は〝成分含有量〟の違いです．一般的に，一般用医薬品は個人の自己管理のもとに服用されるため，成分含有量は医療用医薬品の1/2から1/3に抑えられています．

漢方製剤にも次のような規定があります．医療用は「原料生薬から抽出されたエキスの全量を用いる」と規定されていますが，一般用は「抽出されるエキスの全量の50%以上が含まれていればよい」となっています（図）．すなわち，医療用は効果が期待できる反面，副作用に注意しないといけませんが，一般用は有効成分の量が少ないため効果は小さく，その分副作用は少なくて済みます．

また，医療用漢方製剤は，医薬品製造承認基準により，煎じ薬からエキスを製造する際に，複数の定められた指標成分を計測し，一定量含有されるよう厳密に規定されています（昭和60年5月31日付，薬審二第120号通知「医療用漢方エキス製剤の取扱いについて」，および厚生省薬務局審査課監修『医薬品製造指針』）．これによって**医療用漢方製剤では，含有成分量が常に標準湯液と同等である**ことが保証されています．

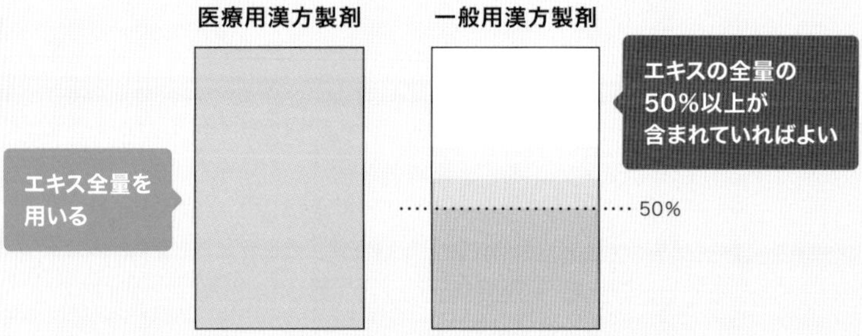

図 医療用漢方製剤と一般用漢方製剤の違い

※：OTCとはover the counterの略で，カウンター越しに薬を販売することが由来である．大衆薬あるいは市販薬とよばれていたが，2007年より「OTC医薬品」に呼称を変更・統一した．一般用医薬品，要指導医薬品がこれに含まれる．

ここで，同じメーカー製品の葛根湯《かっこんとう》を医療用と一般用で比較してみます．

葛根湯エキス製剤の医療用および一般用の漢方製剤の 1 日量の比較

医療用　1日量　3 包（7.5g）（1 回 1 包）

本品 7.5g 中，下記の割合の混合生薬の乾燥エキス 3.75g を含有する．

日局	カッコン	4.0g
	タイソウ	3.0g
	マオウ	3.0g
	カンゾウ	2.0g
	ケイヒ	2.0g
	シャクヤク	2.0g
	ショウキョウ	2.0g

一般用　1日量　2 包（5.0g）（1 回 1 包）

本品 5.0g 中，下記の割合の混合生薬の乾燥エキス（2/3 量）2.5g を含有する．

日局	カッコン	2.68g
	タイソウ	2.01g
	マオウ	2.01g
	カンゾウ	1.34g
	ケイヒ	1.34g
	シャクヤク	1.34g
	ショウキョウ	1.34g

このように，1 日量の生薬量・エキス量ともに一般用は医療用の 2/3 の含有となっていることがわかります．なお，メーカー間で含有量に差があることから，場合によっては服用前に製品に関する情報を把握することを勧めます．

『JAPIC 漢方医薬品集 2014』には，医療用漢方製剤（148 処方 678 製品）および一般用漢方製剤（294 処方 2,367 製品）が収載されています．保険適用の医療用漢方製剤のほとんどは，OTC 医薬品の漢方薬として薬局でも市販されています．すなわち，〝疾病〟には〝医療用漢方製剤〟が処方されますが，まだ疾病に至らない〝未病〟には〝OTC 医薬品〟を活用するとよいでしょう（活用の際は薬剤師に相談するよう勧めましょう）．

医療費の抑制のためには，病気にならないよう上手に OTC 医薬品を服用することが大切です．OTC 医薬品によるセルフメディケーションへの貢献が期待されます．

Basic 05 漢方薬とドーピングのかかわり

ドーピングの対象となる薬のなかには，市販のかぜ薬や胃腸薬を含め，漢方薬にも注意すべきものがあります．例えば，かぜに頻用されている葛根湯《かっこんとう》には麻黄《まおう》が含まれています．麻黄の有効成分はエフェドリンとメチルエフェドリンで薬効は鎮咳作用などですが，覚醒剤の原料にもなる興奮剤であることからドーピングの禁止薬物となっています．葛根湯以外にも，小青竜湯《しょうせいりゅうとう》や麻黄湯など麻黄を含む漢方製剤は多いので十分注意してください．

ほかに注意すべき生薬としては緩下薬の麻子仁《ましにん》があります．麻子仁にはカンナビノイド様物質が含まれていることがあります．カンナビノイドとは大麻に含まれる化学物質の総称です．エフェドリンは尿中の濃度規定がありますが，カンナビノイドはごく微量でも検出されてはならないので特に注意しなければいけません．麻子仁を含む漢方製剤は炙甘草湯《しゃかんぞうとう》，潤腸湯《じゅんちょうとう》，麻子仁丸《ましにんがん》があります．また，苦味健胃薬に用いられるホミカ（生薬名：馬銭子《まちんし》）には禁止物質のストリキニーネという成分が含まれるため服用してはいけません．さらに，滋養強壮薬として用いられる鹿茸《ろくじょう》や海狗腎《かいくじん》，麝香《じゃこう》などの生薬成分のなかには禁止物質のタンパク同化薬が含まれているため使用してはいけません．これらを含む漢方薬は至宝三鞭丸《しほうさんべんがん》，参馬補腎丸《じんばほじんがん》などがあります．

また，2017 年から β_2 受容体作動薬※のヒゲナミンが新たに禁止薬物に追加記載されました．漢方薬の生薬では附子《ぶし》，細辛《さいしん》，丁子《ちょうじ》，呉茱萸《ごしゅゆ》，蓮肉《れんにく》，南天《なんてん》実《じつ》にヒゲナミンが含まれています．また，植物ではイボツヅラフジにも含まれます．ほかにも，健胃消化薬としてよく処方されることのある S・M 配合散や KM 散にも含まれており，これらの使用を避けなければなりません．

漢方薬にはたくさんの複雑な成分が含まれているため，分析されていない成分を含んでいる可能性もあります．そのため明らかな禁止物質を含まない場合でも「問題がない」と保証することは非常に難しいのが現状です．したがって，よほどの理由がない限りは，漢方薬や滋養強壮薬でも競技会前や競技会期間中には服用は避けるべきでしょう．

※：β_2 アドレナリン受容体に作用して平滑筋を弛緩させ，気管支の拡張，筋肉と肝臓の血管拡張，子宮の筋肉の弛緩などを引き起こす．

ドーピングの対象となる生薬と漢方

禁止物質	禁止物質を含む生薬	生薬を含む漢方
エフェドリン，メチルエフェドリン	麻黄	葛根湯，小青竜湯，麻黄湯など
カンナビノイド	麻子仁	炙甘草湯，潤腸湯，麻子仁丸など
ストリキニーネ	ホミカ（馬銭子）	—
タンパク同化薬	鹿茸，海狗腎，麝香	至宝三鞭丸，参馬補腎丸など

参考に附子，細辛，丁子，呉茱萸，蓮肉の生薬を含む主な漢方製剤を示します．なお，南天実は漢方処方には使用されていません．

漢方薬には生薬の表示はあっても有効成分の記載がないため，ドーピングの禁止薬物が入っているかどうかわかりにくいです．また，生薬は原料の産地や収穫の時期，製造会社によって成分が違うことがあります．そのため，漢方薬に含まれている成分の正確な把握はできないと考えてよいでしょう．

附子・細辛・丁子・呉茱萸・蓮肉の生薬を含む主な漢方製剤

附子

・麻黄附子細辛湯《まおうぶしさいしんとう》
・真武湯《しんぶとう》
・大防風湯《だいぼうふうとう》
・八味地黄丸《はちみじおうがん》
・牛車腎気丸《ごしゃじんきがん》
・桂枝加朮附湯《けいしかじゅつぶとう》
・附子理中湯《ぶしりちゅうとう》
・桂枝加苓朮附湯《けいしかりょうじゅつぶとう》

蓮肉

・清心蓮子飲《せいしんれんしいん》
・啓脾湯《けいひとう》
・参苓白朮散《じんりょうびゃくじゅつさん》

細辛

・小青竜湯《しょうせいりゅうとう》
・当帰四逆加呉茱萸生姜湯《とうきしぎゃくかごしゅゆしょうきょうとう》
・麻黄附子細辛湯
・立効散《りっこうさん》
・苓甘姜味辛夏仁湯《りょうかんきょうみしんげにんとう》

丁子

・治打撲一方《ぢだぼくいっぽう》
・女神散《にょしんさん》

呉茱萸

・呉茱萸湯《ごしゅゆとう》
・当帰四逆加呉茱萸生姜湯
・温経湯《うんけいとう》

ドーピングについての問い合わせ先

・日本スポーツ協会（JSPO）：「アンチ・ドーピング使用可能薬リスト」（年 1 回改訂）
・各都道府県薬剤師会：薬剤師会アンチ・ドーピングホットライン
・日本アンチ・ドーピング機構（JADA）

Basic 06 重複に注意する生薬

２種類以上の漢方製剤を服用する場合には，その製剤の成分である生薬が重複することで有害作用が出たり，あるいは生薬の組み合わせが変わることで異なる作用（副作用）が出たりすることもあります．また，投与量の比率によっても作用の方向性に違いが出ることもあります（p.26 参照）．併用・合方《ごうほう》（２つ以上の方剤をあわせること）の場合には構成生薬に十分注意する必要があります．現在ある漢方製剤の種類では，１方剤のみでひとりの患者に適応することができないため，２剤を使うなど，併用や合方処方が多くなっています．したがって，含有生薬の重複には注意する必要があります．

日本漢方生薬製剤協会は，医療用漢方製剤の「使用上の注意」記載要領の業界統一を実施し，その一部に「他の漢方製剤等を併用する場合は，含有生薬の重複に注意すること」と記載しています．また，副作用のあらわれやすい生薬，すなわち，甘草《かんぞう》，麻黄《まおう》，附子《ぶし》，大黄《だいおう》のいずれかを含有する製剤においては特に注意喚起がされています．

副作用があらわれやすい生薬の使用上の注意

生薬	成分など	発現しやすい副作用症状	使用にあたっての注意事項
甘草	・グリチルリチン	偽アルドステロン症（脱力感，浮腫，低カリウム血症など）	漢方製剤の併用やグリチルリチン製剤・利尿薬との併用
麻黄	・エフェドリン ・プソイドエフェドリン	狭心症発作の誘発，不整脈の悪化，血圧上昇，不眠，動悸，頻脈，発汗，尿閉，腹痛，下痢など	虚血性心疾患，高血圧症，腎障害，前立腺肥大の患者や高齢者への投与，麻子仁丸など
附子	・アコニチン ・メサコニチン ・ヒゲナミン	過量投与で中毒症状（吐き気，動悸，冷汗など．重篤な例では不整脈，血圧低下）	小児は中毒が起こりやすく原則使用しない．陽証で副作用が起こりやすい
大黄	・センノシド類	過量投与で腹痛，下痢．胃腸虚弱（虚証）では微量でも起こる	下痢傾向，虚証者など

第 II 章

漢方医学での症状・体質の捉えかた

患者の治療法を決定するための「証」にかかわる，
陰陽，虚実，気血水などを解説します

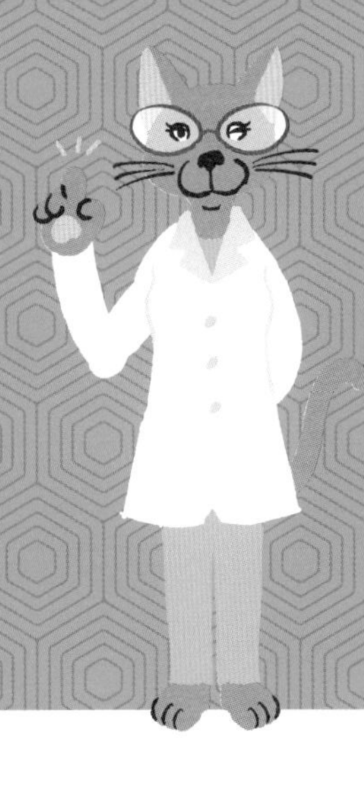

Introduction 01 病性 「寒」〈陰〉—「熱」〈陽〉

病性《びょうせい》は**病気の性質や症状のあらわれかたによって「寒」「熱」に分類**できます．例えば，ある患者さんの機能が異常亢進していたり，興奮的，炎症的な状態にある場合は「熱証」，反対に，機能が異常衰退していたり，委縮的，アトニー的な状態にある場合は「寒証」とされます．

「寒証」「熱証」は，体質と症状をひっくるめた，その時点でのその患者さんの病態に対する分類とされています．したがって，この服用する患者の寒・熱証のタイプによって，漢方薬も飲み分けるのがよい方法です．特に高齢者は冷えをともなっているケースが多く，お湯に溶かして服用するほうがさらに効果が期待できると思われます．もちろん，方剤によっても同様に「寒・熱」を考慮するほうがよいでしょう．

寒証：さむけ，冷える，顔蒼白，口渇は少ない，尿の色が薄い，
　　　便臭が弱いなどの症状
熱証：熱感，ほてる，顔が赤い，口渇が強い，尿の色が濃い，
　　　便臭が強いなどの症状

例えば，葛根湯《かっこんとう》，安中散《あんちゅうさん》，人参湯《にんじんとう》，八味地黄丸《はちみじおうがん》，呉茱萸湯《ごしゅゆとう》，小建中湯《しょうけんちゅうとう》，五積散《ごしゃくさん》などは身体を温める方剤，いわゆる散寒剤《さんかんざい》であることから，お湯で服用するほうがよいと考えられます．逆に，黄連解毒湯《おうれんげどくとう》，大黄牡丹皮湯《だいおうぼたんぴとう》，白虎加《びゃっこか》人参湯《にんじんとう》，清上防風湯《せいじょうぼうふうとう》，三物黄芩湯《さんもつおうごんとう》などは熱や炎症を抑える方剤，いわゆる清《せい》熱剤《ねつざい》であることから，冷やして服用するほうがよいと考えられます．どちらにしても，患者の病性や方剤の特徴に合わせた服用法を考慮することが望ましいと思われます．

なお，発熱があっても感染症の初期で悪寒などがあれば，「熱証」ではなく「寒証」と判断して，むしろ温めて体温を上げ発汗させて治します．また，「熱証」には必ずしも発熱を伴わず，炎症を起こしやすい体質として認識する場合が多くあり，自律神経や脳の興奮による充血性の症状も「熱証」として捉えます．

病性

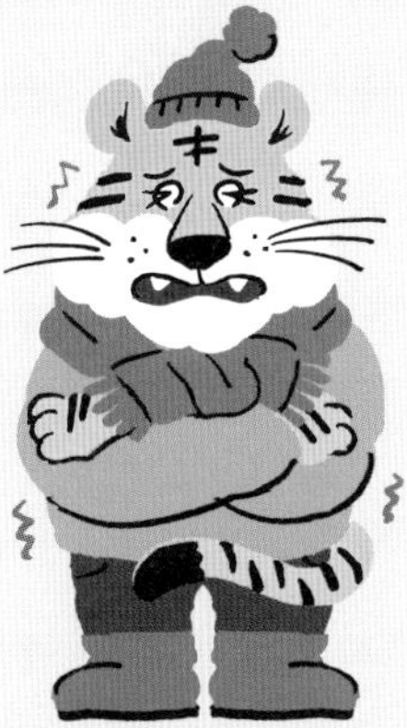

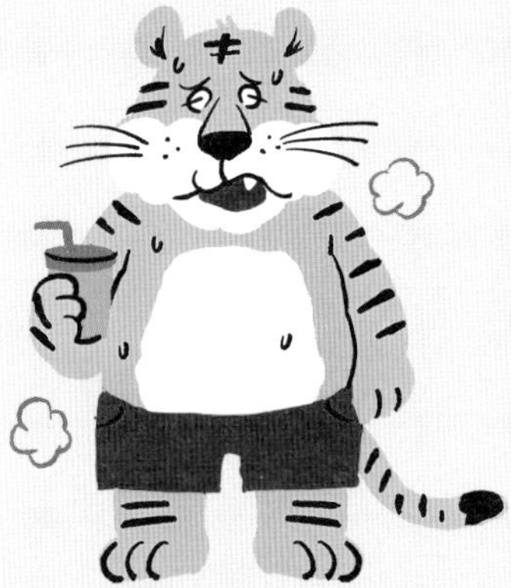

寒証（陰）	熱証（陽）
寒がりで，暖気を好む	暑がりで，冷気を好む
熱い飲み物を好む	冷たい飲み物を好む
顔が青白い	顔が赤い
体温が低め	体温が高め
発熱時，口渇なし	発熱時，口渇あり
舌の色が薄い，舌苔が湿潤している	舌の色が赤い，舌苔が乾燥している
脈は触れにくく，遅い	脈が触れやすく，早い
便は軟らかく，匂いは弱い	便は硬く，匂いは強い
尿の色が薄い，尿量が多い	尿の色が濃い，尿量が少ない
血の流れが悪くなり月経が遅れる	血の流れが急激になり月経が早まる

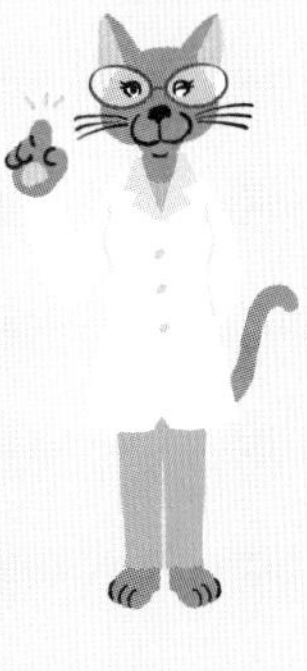

漢方エキス製剤の服用方法

患者の状態や方剤の性質を考慮する．

◉ **高齢者・冷え症の人＆温める方剤→お湯で服用！**
葛根湯，安中散，人参湯，八味地黄丸など

◉ **悪心・嘔吐がある＆冷やす方剤→冷やして服用！**
黄連解毒湯，大黄牡丹皮湯，白虎加人参湯など

Introduction 02 病勢 「実」—「中」—「虚」

病勢《びょうせい》とは**病邪に対する抵抗力の強さ**です．

「**虚証**《きょしょう》」とは，病邪（疾患）に対する抵抗力が低下している状態，あるいは「正気（体力・免疫力）」の不足により身体が弱り，抵抗力が落ちている状態をいいます．

「**実証**《じっしょう》」は，病邪（疾患）に対して防御反応がまだある状態，あるいは正気は足りているけれど「邪気（病邪）※」が旺盛なために，体に不調がある状態をいいます．

中国医学では，「虚実」は正気と邪気のバランスで決まるため「実証」と「虚証」に分けていますが，日本漢方では「虚実」は身体の充実度や闘病反応の程度で決めるため，その間の中間証があるのが特徴です．

より具体的な特徴として，「虚証」はほっそりした体つき，体力が低下し疲れやすい，汗をかきやすい，顔は青白または黄色で呼吸は弱い，声は弱く低い，お腹は柔らかい，消極的，血圧は低い，下痢しやすい，月経前に痛みがあるなどがあります．「実証」はがっちりした体つき，体力があり疲れにくい，汗をかきにくい，顔色は赤く呼吸は荒い，声は強く高い，お腹は張りがある，積極的，血圧は高め，便秘傾向，月経中に痛みがあるなどがあります．「中間証」は体力中等度・普通であることを指します．

また，右の表中にある瀉剤とは，発汗や瀉下などにより病毒を身体の外へ排出する方剤，補剤とは体力を補うあるいは生体防御機能を回復させる効果を有する方剤を指します．

※：邪気（病邪，邪ともいう）：細菌，ウイルス，寒さ，暑さ，湿気，乾燥など人体に有害な影響を与え，病気の原因となるもの．

病勢

	実証	中間証	虚証
体型	筋肉質，固太り	普通	やせ型，水太り
活動性	積極的，疲れにくい	普通	消極的，疲れやすい
心身の状態	余裕あり	普通	余裕なし（神経質多い）
栄養状態	良好，皮下脂肪厚い	普通	不良，皮下脂肪薄い
皮膚	光沢・艶がある	普通	さめ肌，乾燥傾向
筋肉	弾力がある	普通	弾力なし
腹部	腹筋が弾力的で厚い 食事が速く，大食傾向	普通	腹筋は軟弱または硬直性で薄い 食事が遅く，食が細い
消化吸収能	冷飲食できる 便秘傾向にある	普通	冷飲食で腹痛・下痢など呈する 軟便・下痢傾向，兎糞便多い
体温調節能	夏バテしない，冬に強い	普通	夏バテする，冬に弱い
声	力強い	普通	弱々しい
汗	寝汗傾向なし	普通	寝汗傾向あり
血圧	高血圧傾向	普通	低血圧傾向
漢方薬	瀉剤タイプ	普通	補剤タイプ

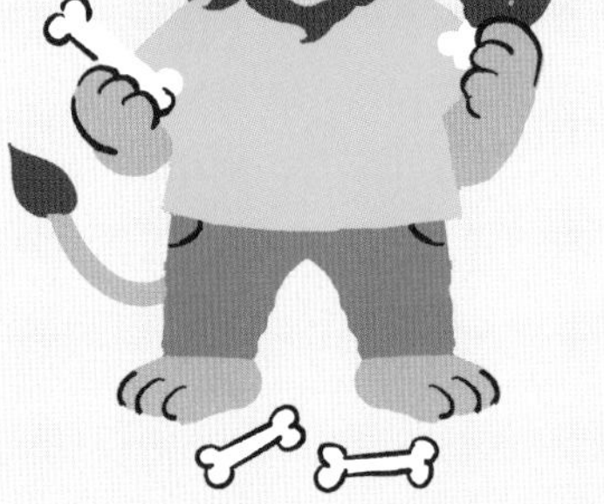

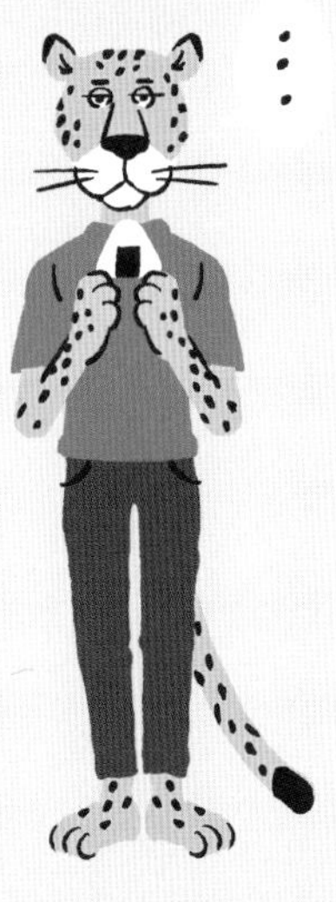

Introduction 03　外邪

病気をもたらす外因には，主に外部環境の変化が含まれており，風邪《ふうじゃ》・寒《かん》邪《じゃ》・暑邪《しょじゃ》・湿邪《しつじゃ》・燥邪《そうじゃ》・火邪《かじゃ》の６つの邪（六邪《ろくじゃ》）があります．これらはまとめて六《ろく》淫《いん》の邪《じゃ》（あるいは単に外邪《がいじゃ》）と呼びます．

「風邪」とはかぜのような症状をもたらすものを指します．症状としては，さむけ，発熱，発汗，頭痛，めまい，鼻水・鼻づまり，咽頭痛，咳などがあげられます．特徴としては症状の移り変わりが早い，顔などの上部に症状が目立つ，また，ほかの外邪をともなって身体に悪影響をおよぼすことがあります．例えば，寒邪と合わされば風寒《ふうかん》となり，発熱はないがさむけやこわばりのあるかぜ，火邪と合わされば風熱《ふうねつ》となり，熱っぽく感じるかぜという具合です．

「寒邪」とは冬の厳しい寒さや気温の低い時期に多い病邪です．症状としてはさむけがあり，頭痛，肩こり，関節痛，腹痛や下痢などがあげられ，これらの症状は冷えによってさらに悪化します．なお，本書では寒証の寒と区別するため**「冷邪」**とします．

「暑邪」とは高温となるような環境や夏の盛りに多くみられます（季節に関係なく起こります）．症状としては高熱，顔が赤くなる，のどの渇き，多汗，倦怠感，息切れなどがあげられます．暑邪が引き起こす症状は熱中症によるものとほぼ同じと考えられます．

「火邪」とは炎症や熱感をともなう症状を引き起こします．症状としてはかぜによる咽頭痛，粘稠痰をともなう咳，目の充血，発熱，頭痛，顔が赤くなるなどがあげられます．また，イライラ，落ち着きがない，寝つきが悪い，鼻血や皮下出血などの症状も火邪によって引き起こされます．この場合，精神的ストレスの蓄積や慢性病などが火邪を生む原因となります．本書では「暑邪」と「火邪」を合わせて**「火邪」**とします．

「燥邪」は乾燥による障害であり，津液《しんえき》（体内の活性のある正常な体液のこと）を消耗させ潤いを消失させます．症状としては顔面各部や身体の乾燥，乾咳や粘稠痰，咽頭痛，便秘などがあげられます．

「湿邪」は梅雨時や夏，湿気の多い環境であらわれやすくなるため，痛みの症状は雨の多い日や低気圧によって影響を受けやすくなります．また，症状としては下痢や足のむくみ，頭重感，尿が出にくい，身体が重いなどがあげられます．

外 邪

各 邪	症 状
風	頭痛，鼻づまり，のどの痛み，こり，かゆみ，麻痺，疼痛，しびれ，こわばり，無感覚，ひきつり，痙攣，ふるえ，アレルギー，ストレス，めまい，立ちくらみ，のぼせ，不眠，動悸，胸脇苦満（きょうきょうくまん）など
冷	さむけ，手足の冷え，頭痛，くしゃみ，薄い鼻水や痰，軟便・下痢，腹痛，食欲低下，吐き気，関節痛，月経の遅れ，おりもの，頻尿，低血圧，機能衰退など
火	口内炎，灼熱感，高熱，発熱，多汗，のどの渇き，咽痛，舌燥，顔が赤くなる，のぼせ，尿量が少ない，化膿，目やに，食欲亢進，口苦，脱力感，息切れ，便秘，腫物，体表部の炎症，発赤がある皮膚症状など
燥	煩渇（はんかつ），口渇・口乾，舌燥，口苦，多尿，硬便・便秘，粘稠鼻汁，空咳無痰，貧血，経血が少ない，多汗・寝汗，痩せ，枯燥（こそう），憔悴（しょうすい），月経不順，無月経，糖尿病，カサカサした皮膚症状など
湿	頭重感，足のむくみ，倦怠感，胃内停水（いないていすい；胃の中に水が溜まりぽちゃぽちゃと音がすること），胃もたれ，吐き気・嘔吐，腹鳴，下痢，尿量が少ない，残尿感，排尿困難，尿閉，舌縁に歯形がある，舌肥大，こしけ，湿性痰，黄疸，ジクジクした皮膚症状など

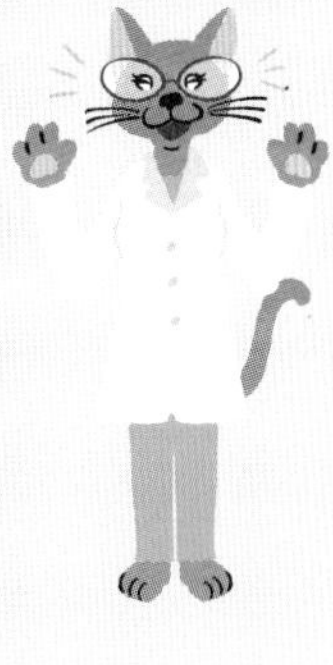

Introduction 04 気血水

身体の生命を支える要素として，気《き》・血《けつ》・水《すい》（水は津液《しんえき》とも呼ばれる）の３つがあります．

「**気**」は「元気」「気力」「やる気」などの気と同じで，**目に見えない生命エネルギーのようなものを指します**．主に身体の機能や働きの面をあらわします．また，気は生命の維持に必要なエネルギー，つまり生命として存在しようとする基本的な意欲を意味しており，精神神経系，内分泌系，免疫系などの生体情報系全般の機能と解釈できます．

「**血**」は身体そのものであり，主に**血液をあらわします**．身体の滋養分や燃料になる物質です．

「**水**」は**正常な組織液・細胞内液・分泌液などの体液をあらわします**．体内にある血液以外のすべての液体を指し，リンパ液などの体液や尿，分泌液など，潤いを与える物質です．津液と呼ぶこともあります．

身体はこれらの気・血・水の調和（バランスがとれている）によって正常性が保たれ，健康（生命活動や組織・器官の生理的機能）が維持されています．したがって，これらのバランスに歪《ひずみ》が起こると病が生じることになります．

バランスを崩《くず》してそれぞれが不足した場合を，**気虚《ききょ》・血虚《けっきょ》・津虚《しんきょ》**の状態にあるといいます．“水”のことを津液ともいうために水虚ではなく津虚と呼びますが，**津液不足**と呼ぶことも多いです．

また，それぞれの流れが停滞した場合を**気滞《きたい》（気鬱）**・**血滞《けったい》**・**水滞《すいたい》**の状態にあるといいます．なお，血滞は**瘀血《おけつ》**あるいは**血瘀《けつお》**とも呼ばれています．また，気虚や気滞とも違う，気の流れが逆流して下から上にいく状態を**気逆《きぎゃく》**と呼んでいます．津液が停滞した状態を水滞《すいたい》または水湿《すいしつ》とも呼びますが，これとほぼ同様の意味をもつ言葉はほかにもいくつかあります．具体的には「痰飲《たんいん》，水腫《すいしゅ》，湿《しつ》」があげられます．厳密には停滞した津液が局所的（主に肺や胃）に存在しているのが**痰飲**，体表面付近（肌に近い）に集まっているのが**水腫**，そして全身にくまなく存在しているのが**湿**といえます．

このように気血水の虚《きょ》と滞《たい》が生じて長期化すると病的状態に陥ることになりま

す．漢方の治療では，まずどの部分がどのようにしてバランスを崩しているかを調べ，その崩れた身体のバランスを正常に戻すことを行います．

気・血・水の各病態，すなわち，気虚・気滞・気逆，血虚・血滞，津虚・水滞の一般的な各症状を次に示します．

気血水

各病態	症状
気虚	元気がない，疲れやすい，不安感，憂うつ，呼吸が浅い，汗をかきやすい，下痢しやすい，かぜをひきやすい，日中の眠気，食欲がない，立ちくらみ，脱肛，四肢のしびれ感など
気滞（気鬱）	抑うつ，意欲が出ない，頭重感，胸の詰まり感，のどのつかえ感，ゲップ，おなら，腹部膨満感，遊走性の疼痛，排尿困難・残尿感，排尿や排便がスムーズでない，呼吸困難，嚥下困難など
気逆	冷えのぼせ，顔面紅潮，イライラ，四肢の冷え，発作性の発汗，動悸・めまい，発作性の頭痛，発作性の不安，咳嗽，腹痛発作，悪心・嘔吐，しゃっくりなど
血虚	顔色が悪い，皮膚につやがない，しみ・肌あれ，爪の異常，眼精疲労，目のかすみ，不眠，思考力低下，めまい，イライラ，四肢のしびれ感，筋肉の痙攣，こむら返り，貧血，月経障害など
血滞（瘀血）	顔色が悪い，皮膚につやがない，しみ・肌あれ，顔色や唇・爪・舌の色が薄い，目のかすみ，不眠，思考力低下，めまい・頭のふらつき，イライラ，四肢の痛み・しびれ感，筋肉の痙攣，頭痛，肩こり，腰痛，皮下の内出血，月経障害，不正性器出血など
津虚（津液不足）	口渇・水分を欲しがる，唇や皮膚の乾燥，乾咳・無痰あるいは粘稠で切れにくい痰，咽喉のイガイガ感，胸やけ，便が硬いもしくは便秘など
水滞（痰，湿）	むくみ，こわばり，しびれ感，水様便，滲出物が多い（こしけ，水疱など），口乾はあるが水分は欲しくない，めまい・立ちくらみ，頭重感，悪心・嘔吐，水様性の鼻水，乗り物酔い，尿量が少ないなど

Introduction 05 帰経

漢方には「**帰経《きけい》**」という概念があります．これは薬物（生薬）の作用を臓腑（肝・心・脾・肺・腎の五臓と胆・小腸・胃・大腸・膀胱の五腑）の経絡に関連づけたものです．つまり，**その薬物がどの臓腑の病変に治療効果があるかを示す**ことなのです．

五腑は臓器を指しますが，五臓はいわゆる西洋医学でいう臓器とは別の役割を示します．肝は自律神経や精神に，心は思考や血液に，脾は食事の消化吸収に，肺は呼吸に，腎は水分代謝や人の成長などに関わっています．

また，臓と腑は，「肝と胆」「心と小腸」「脾と胃」「肺と大腸」「腎と膀胱」というように一対となり，表裏一体となって身体の生理機能を営んでいます．よって，薬物（生薬）は肝・胆系の病変に作用するもの，心・小腸系の病変に作用するもの，同様に，脾・胃系の病変，肺・大腸系の病変，腎・膀胱系の病変に作用するもの……といった具合に帰経をもちます．例えば腎と膀胱は表裏一体の関係にあるため，腎に働くものは膀胱に対しても働くことになり，また同じ清熱※作用をもつ薬物でも，帰経が「肺」であれば呼吸器系に，「脾」であれば消化器系に清熱作用を示すことになります．

例として，よく知られている葛根湯《かっこんとう》の成分に「麻黄《まおう》（マオウ科マオウの茎，エフェドリンの原料）」という生薬があります．麻黄は悪寒を伴う発熱・頭痛や呼吸器機能低下による咳などの肺経の病を治療することができるため，肺経に入り込みます（帰経：肺）．また，「半夏《はんげ》（サトイモ科カラスビシャクの根茎）」は去痰《きょたん》・鎮《ちん》吐《と》作用の効果をもち，肺と脾の２つの経に入ります．つまり，半夏は肺経の咳も治療し，脾にいたっては嘔吐や胃のつかえ感を治療します（帰経：肺・脾）．

多くの薬物は２つ以上の帰経，あるいはもっと複数の帰経をもつ薬物も多くあります．ちなみに，滋養・調和・緩和・消炎・去痰作用などがあり，およそ７割の漢方製剤に配合される「甘草《かんぞう》（マメ科の根）」は全ての臓腑に帰経をもちます．

生薬が帰経をもつということは，生薬を組み合わせてできた方剤にも当然帰経があることになります（図）．各臓に異常が生じた場合の症状を右に示します．

※：熱を冷ます意味であるが，身体の内部の熱を冷ますことを示しており，体表の熱の場合は解熱という．

帰経

五臓	症状（異常のサイン）
肝（胆・目）	神経過敏，イライラ，怒りやすい，頭痛，めまい，不眠，筋肉の痙攣，肌あれ，月経異常，血圧異常，眼精疲労，ストレス症状など
心（小腸・舌）	動悸，焦燥感，精神不安，集中力低下，不眠・多夢，顔面紅潮，舌の先が赤い，口内炎，食欲低下，血圧異常，ストレス症状など
脾（胃・口）	食欲低下，胃もたれ，吐き気・嘔吐，下痢，腹部膨満感，倦怠感，憂うつ，出血しやすい，筋力低下，浮腫，ストレス症状など
肺（大腸・鼻）	かぜ，鼻づまり，呼吸困難，息切れ，胸が詰まるような感じ，咳，痰，多汗，便秘・下痢，冷え，浮腫，湿疹・蕁麻疹，ストレス症状など
腎（膀胱・耳）	精力減退，精神活動の低下，骨の老化，歯の脱落，白髪・脱毛，耳鳴り，めまい，排尿障害，下半身の倦怠感，しびれ，むくみなど

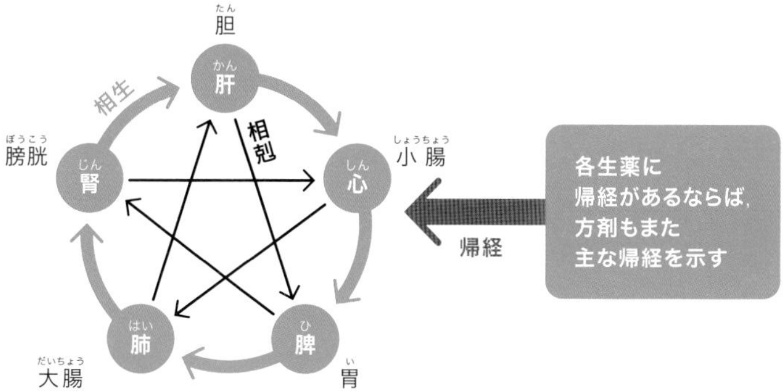

相生：扶助する，相剋：抑制する

図 帰経と方剤

Introduction 06 表と裏

表《ひょう》と裏《り》とは**病気に反応している，もしくは発現している場所の位置を示します．**

表：体表部分…………………… 陽に属する
裏：内臓（主に消化管） ……… 陰に属する

「**表**」は体の外部（表面）を意味し，これを表位といいます．現代解剖学的には皮膚・皮下組織およびその接触する表位の筋肉・血管などが該当し，頭部・四肢・背部などは表位です．病邪が表位にあるときを表証といい，言い換えれば，病邪に対する防御反応が表にあることになります．具体的な症状としては，悪寒・悪風・発熱・頭痛・身体痛・四肢関節痛，鼻閉，脈浮などがあります．

「**裏**」は身体の内部・深部を意味し，これを裏位といいます．現代解剖学的には腸管（胃・十二指腸除く）・腸間膜およびその接触する組織などが該当します．病邪が裏位にあるときを裏証といい，言い換えれば，病邪に対する防御反応が裏にあることになります．具体的な症状としては，悪寒のない高熱，煩躁，口渇，腹満，腹痛，便秘，下痢，尿の色が濃い，沈脈などがあります．

「**半表半裏**《はんぴょうはんり》」は表と裏の中間を意味し，これを半表半裏位といいます．現代解剖学的には横隔膜に隣接する臓器（胃，肝臓，脾臓，肺，心臓，肋膜，咽喉，気管支など）に該当します．病邪が半表半裏位にあるときを半表半裏証といいます．

次に表と裏の症状に用いる方剤の具体例を示します．

表実：表証で無汗，脈は浮いて強く，力がある
⇒「麻黄湯《まおうとう》」などで治療する．

裏実：裏に熱のある状態で，便秘，腹痛，口渇，譫語《せんご》，脈は速く，力がある
⇒「白虎湯《びゃっことう》類」，または「承気湯《じょうきとう》類」などで治療する．

表虚：表証で自汗，脈は浮いて弱く，力がない
⇒「桂枝湯《けいしとう》」などで治療する．

裏虚：下痢，易疲労，四肢の冷え，脈は遅く，力がない
⇒「人参湯《にんじんとう》」などで温補する．

（虚・実については p.16 参照）

Introduction 07 病期

漢方医学では病期による分類も行われ，病期は「陽」から「陰」の症状へ進み，悪化し続けると死に至るとされています．

陽の症状と陰の症状はそれぞれ更に細かく，3つの「陽期」と3つの「陰期」に分けられ，全部で6つの病期に分類できます．これを「**六経分類**」といいます．太陽病《たいようびょう》→少陽病《しょうようびょう》→陽明病《ようめいびょう》→太陰病《たいいんびょう》→少陰病《しょういんびょう》→厥陰病《けっちんびょう》へと進行し，前者3つは陽証を，後者3つは陰証を示し，それぞれ三陽病，三陰病と称されています．ここでは，「表，半表半裏，裏」に関係する3つの「陽証」について説明します．

・**太陽病**：病邪が表の位置である身体の表在組織や身体上部に停滞する病期であり，症状としては脈浮，悪寒，発熱，頭痛，項背強などが特徴です．自汗または無汗であり，舌に異常はありません．治療法は，主に発表（汗）法（病邪を体表から発散させる）を用いることになります．方剤としては桂枝湯《けいしとう》，葛根湯《かっこんとう》，麻黄湯《まおうとう》，小青竜湯《しょうせいりゅうとう》などがあります．

・**少陽病**：病邪が表裏の間に位置するもので，症状としては胸脇苦満《きょうきょうくまん》（心窩部より季肋部にかけて苦満感を訴え，抵抗・圧痛の認められる症状），往来寒熱（交互にくる悪寒と発熱），口苦，嘔吐などが特徴です．食欲不振，口渇，嘔気，心煩，咽乾，目眩，舌の乾燥した白苔などをともなうことがあります．治療法は，主に清熱（和）法（身体の内部の熱を冷ます）を用いることになります．方剤としては小柴胡湯《しょうさいことう》，柴胡加竜骨牡蛎湯《さいこかりゅうこつぼれいとう》，柴朴湯《さいぼくとう》などがあります．

・**陽明病**：病邪が裏の位置にあるもので，悪寒はなく悪熱（持続熱），腹満，便秘などが特徴であり，譫語《せんご》，はげしい口渇，厚い乾燥した舌苔（白苔～黄苔）をともなうことがあります．治療法は，主に瀉下（吐・下）法（便を排出させることによって病邪を駆除する方法）を用いることになります．方剤としては承気湯《じょうきとう》類，白虎湯《びゃっことう》類などがあります．

承気湯類：大承気湯《だいじょうきとう》，調胃承気湯《ちょういじょうきとう》，桃核承気湯《とうかくじょうきとう》などを指します．腹満・腹痛・便秘傾向にあるもので，悪寒のある時は用いないのが特徴です．

白虎湯類：白虎湯，白虎加人参湯《びゃっこかにんじんとう》，白虎加桂枝湯《びゃっこかけいしとう》などを指します．白虎とは清熱作用をもつ石膏《せっこう》のことです．

Introduction 08 病向

さて，「病向《びょうこう》」を説明する前に，まずは「薬向《やっこう》」について解説します．

生薬の各々のもつ薬向には「升向《しょうこう》／降向《こうこう》，散向《さんこう》／収向《しゅうこう》」があります．つまり，どの生薬も相対しているどちらかの「薬向」をもちます．例えば，便秘に用いられる「大黄甘草湯《だいおうかんぞうとう》」の構成生薬である大黄《だいおう》の薬向は「降向，収向」となります．また，同じように「牛車腎気丸《ごしゃじんきがん》」の構成生薬である附子《ぶし》は「升向，散向」となります．

升向の生薬：下がるべきでないものが下がり（症状が下向へ），上がるべきものが上がらない症状である**「降証」**（図 1）に用います．

降向の生薬：上がるべきでないものが上がり（症状が上向へ），下がるべきものが下がらない症状である**「升証」**（図 2）に用います．

散向の生薬：出るべきものが出ない，出ても足りていない症状である**「収証」**（図 3）に用います．

収向の生薬：出るべきでないものが出たり，出るべきものでも出すぎたりする症状である**「散証」**（図 4）に用います．

このように**病向は薬向と相対する「証」**であり，升証には降向の生薬を，降証には升向の生薬を，散証には収向の生薬を，収証には散向の生薬をそれぞれ用いることになります．ゆえに，帰経（p.22 参照）で述べたように，同様に方剤もまた病向をもちます．

精神科系：嗜眠
循環器系：低血圧，脳溢血
消化器系：胃下垂，下痢，脱肛
眼：かすみ目，疲れ目
婦人科系：帯下，流産癖，月経異常（過多傾向）
泌尿器系：頻尿，尿量過多，夜尿症，多尿
その他：気鬱，疲労感，夏バテ，精力減退，
下部出血（性器，子宮，腎，膀胱，痔，消化器など）

図1 降証

升

症状が上向へ

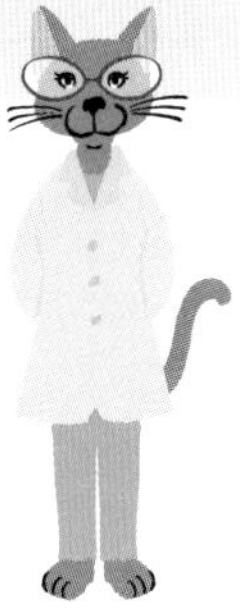

精神科系：易怒，不眠，精神不安
神経系：めまい，頭痛・頭重
循環器系：高血圧，動悸
消化器系：嘔吐，げっぷ，便秘
眼：眼充血
呼吸器系：咳嗽，呼吸促迫，痰，喘息，咽頭異物感，くしゃみ
汗：多汗
婦人科系：月経不順（過小傾向）
泌尿器系：尿量減少
その他：胸やけ，胸苦，胸脇苦満，のぼせ，イライラ，肩こり，
上部出血（鼻血・喀血・吐血），耳鳴り

図2 升証

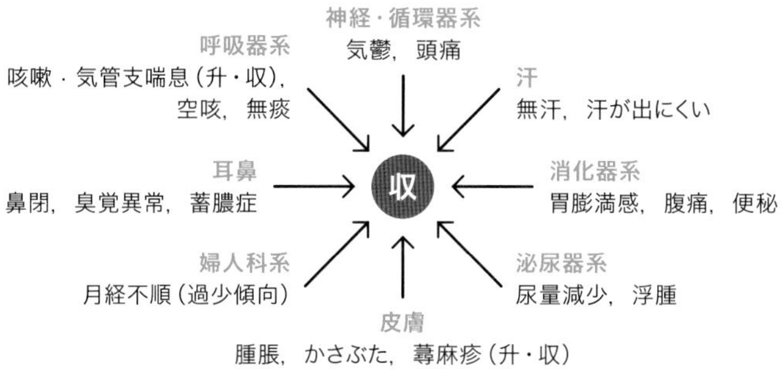

図3 収証

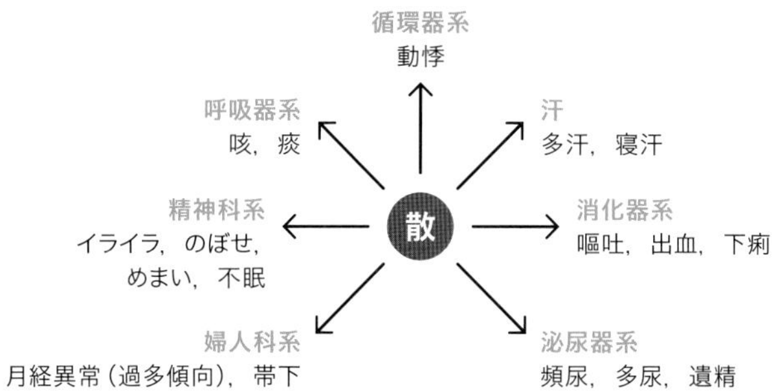

図4 散証

第III章

主訴・症状別　漢方薬の使い分け

主訴・症状ごとに適した漢方薬を
フローチャートで解説します

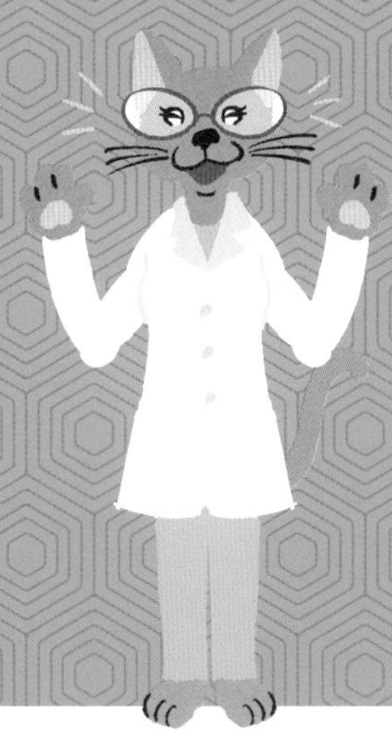

Case

01 頭痛

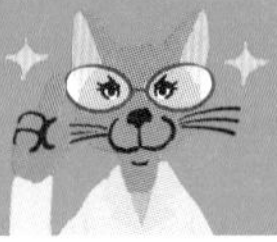

こんな人には受診勧奨を！

いつもと違うと感じる頭痛や，より痛みがひどくなったり発熱した場合，また脳腫瘍，高血圧，糖尿病，蓄膿症，緑内障などの方には受診を勧めましょう．

頭痛の原因は，風邪《ふうじゃ》などによる外的要因，身体の冷え，瘀血《おけつ》（血滞），水分代謝の異常などから起こる場合が多いです．風邪は神経に起こる症状が多く，こりや痛み，さらにストレスを生じさせます．身体が冷えると寒邪《かんじゃ》は上部にのぼり，突きあげるような痛みや発作的な吐き気を伴うことがあります．瘀血では血の巡りが悪くなると脳血管性の頭痛が起こりやすくなり，また，瘀血は冷えのぼせの症状も起こりやすくなります．水分代謝が悪くなると，余分な水分である「痰《たん》」や「湿《しつ》」が生じて，頭痛の原因となります．頭痛は，これらの原因により吐き気，食欲不振，めまいなどを伴うことが多くあります．

フローチャートには記載していませんが，「五苓散《ごれいさん》」は水分代謝が悪くなった二日酔いの頭痛，吐き気，下痢などに多用されます．それだけではなく，雨天の前や気圧低下よって起こる「気圧性頭痛」にも効果があるといわれています．

Start

体力は中等度以上である？

No →

Yes ↓

高血圧傾向で，首や肩のこり，イライラなどがある？

No →

Yes ↓

熱

中／虚

ちょうとうさん［ストレス・湿］

釣藤散

めまい，のぼせ，耳鳴り

寒　虚

苓桂朮甘湯《りょうけいじゅつかんとう》　[湿]

立ちくらみ，のぼせ，動悸，神経質

No ↑

普段から胃腸が弱い？

Yes →

寒　虚

半夏白朮天麻湯《はんげびゃくじゅつてんまとう》　[湿]

めまい，疲れやすい，手足の冷え，嘔吐

No ↑

ズキズキとした痛みや強い吐き気，しゃっくりなどある？

Yes →

寒　虚

呉茱萸湯《ごしゅゆとう》　[冷え]

うなじ・肩のこり，手足の冷え，めまいはない

冷えのぼせがある？

Yes →

寒　熱　実／中

桂枝茯苓丸《けいしぶくりょうがん》　[瘀血]

赤ら顔，めまい，更年期障害，月経異常

No →

寒　実／中

葛根湯《かっこんとう》　[外邪]

感冒，首・肩・背中のこり，無汗

Case 02 二日酔い

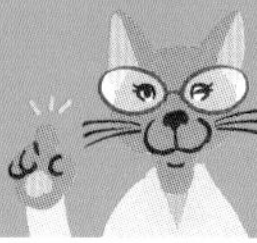

こんな人には受診勧奨を！

サプリや服用中の薬がある場合，お酒と一緒に飲むと，肝臓へのダメージはもちろん，高血圧の原因にもなります！一度，お酒との相性を医師に聞いてみるよう伝えましょう．

二日酔いの症状は，頭痛，のどの渇き，吐き気，食欲不振，動悸などが多いです．アルコールは体内に入ると，胃や腸で吸収されたあと肝臓に運ばれ，分解酵素によってアセトアルデヒドという物質に分解されます．さらにそこから水と酢酸に分解されて，最後は尿となって体の外へ排泄されます．つまり，アセトアルデヒドからの分解がうまくいかないと，悪酔いや二日酔いの原因となるわけです．

しかし，最近の研究で，アセトアルデヒドを分解する酵素であるアルデヒド脱水素酵素（ALDH）は，遺伝子によって，〝強い・弱い〟があることがわかりました．つまり，お酒に〝強い・弱い〟というのは，主にこの ALDH 活性の強弱を示すことであり，それは遺伝子によって決まっているのです．

なお，「黄連《おうれん》解《げ》毒《どく》湯《とう》合《ごう》五《ご》苓散《れいさん》」は二日酔いの時も，予防にも効果があります．

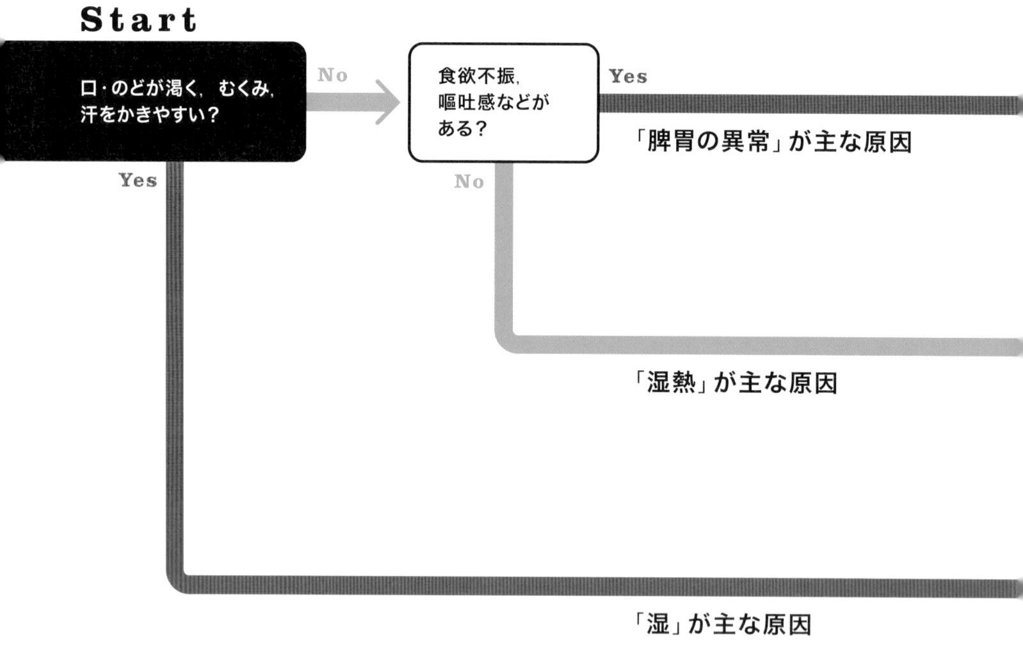

下痢や
腹鳴などを訴え,
神経症を伴う?

No →

寒 熱
実/中

黄連湯《おうれんとう》

急性胃炎, 胃部停滞感, 腹痛, 口臭・口内炎

Yes →

寒 熱
中

半夏瀉心湯《はんげしゃしんとう》

みぞおちのつかえ, 消化不良,
口内炎, 不安, 不眠

No ↑

胃内停水や
尿量減少,
動悸などを
認める?

Yes →

寒 熱
中/虚

茯苓飲《ぶくりょういん》

みぞおちのつかえ, 胸やけ,
げっぷ, 胃痛, 足の冷え

熱
実/中

黄連解毒湯《おうれんげどくとう》

赤ら顔, のぼせ, イライラ, 胃炎, 胃熱, 頭痛

中

五苓散《ごれいさん》

嘔吐, 尿量減少, 下痢, 頭痛

Case
03 冷え症

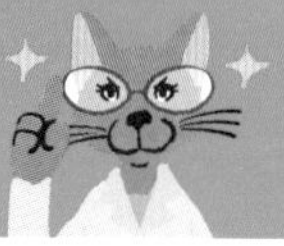

こんな人には受診勧奨を！

冷えの原因として，特に貧血，甲状腺の病気，膠原病，動脈硬化などがないか確認しましょう（症状：めまい，首の腫れ，発熱や湿疹，脚の冷えや痛みなど）．

漢方薬には「冷え症」の保険適用が認められているものも多くあります．西洋医学では単なる冷えはほとんど問題視されませんが，漢方医学では冷えそのものを全身の症状として捉え，すべての病気や症状の原因と考えています．つまり，冷えを病気になる前（未病）の一つのシグナルと捉えて，重要視しているのです．

冷え症の原因は疾患である場合もありますが，生活環境あるいは特定の生活習慣が冷えの原因になっていることも多いため，聞きとりに注意が必要です．

「桃核承気湯」は実証タイプの冷え症に対する代表薬です．なお，フローチャートには記載していませんが，血虚で貧血に多用する「四物湯《しもつとう》」や「十全大補湯《じゅうぜんたいほとう》」，および手はほてっているが足が冷える中～虚証に用いる「温経湯《うんけいとう》」なども使用されます．

Start

体力はあるが，血行不良でのぼせなどある？

No → **下肢の脱力感，口渇，手足のしびれなどがある？**

No →

Yes → 「腎虚」が主な原因

寒

牛車腎気丸《ごしゃじんきがん》

手足の冷え，むくみ，頻尿・乏尿，腰痛

中／虚

（「体力はあるが…」）Yes → 「血滞」が主な原因

熱

桃核承気湯《とうかくじょうきとう》

のぼせ，手足の冷え，精神不安，便秘

実

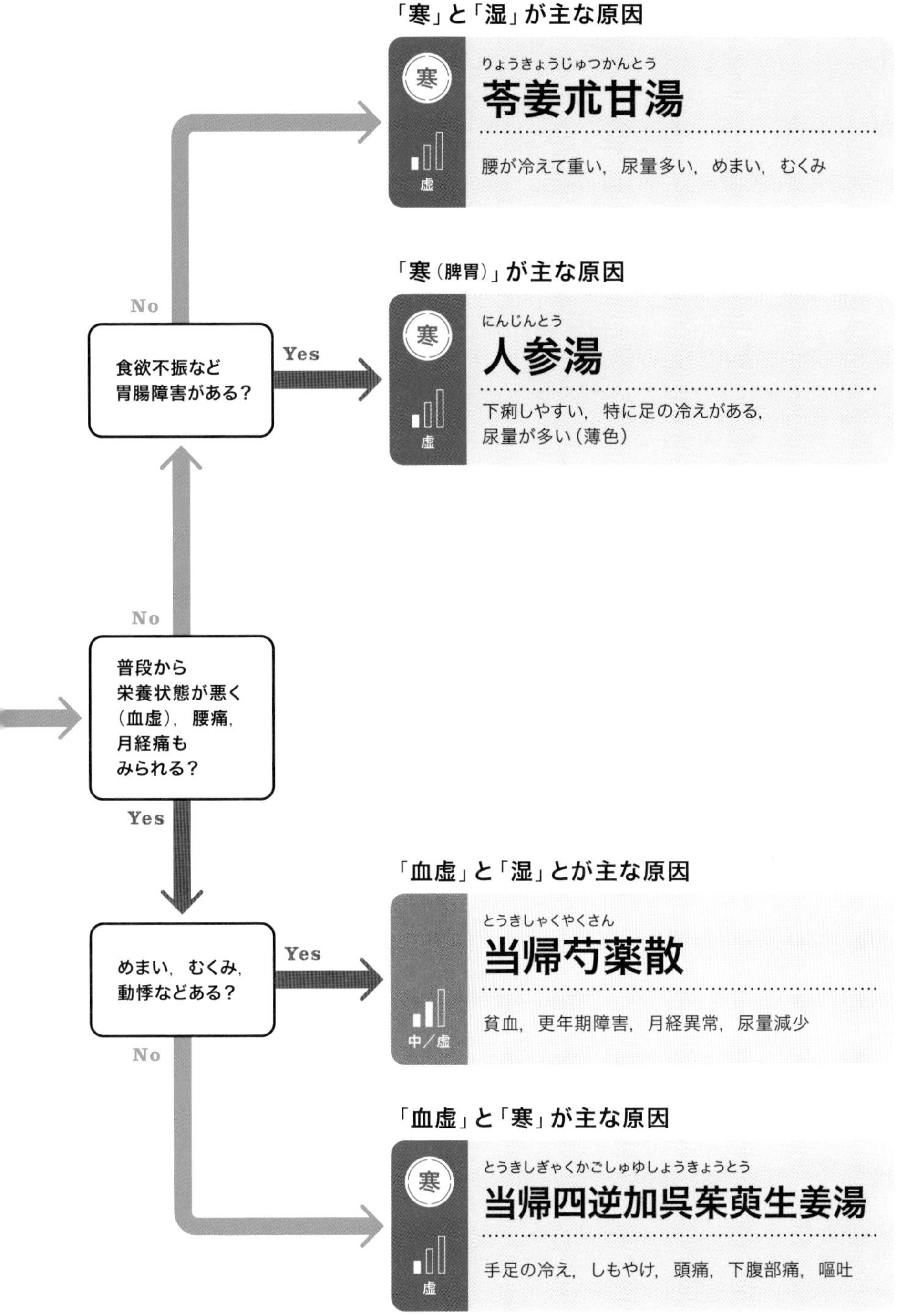
普段から
栄養状態が悪く
（血虚），腰痛，
月経痛も
みられる？
No
食欲不振など
胃腸障害がある？
No
「寒」と「湿」が主な原因
寒
苓姜朮甘湯《りょうきょうじゅつかんとう》
虚
腰が冷えて重い，尿量多い，めまい，むくみ
Yes
「寒（脾胃）」が主な原因
寒
人参湯《にんじんとう》
虚
下痢しやすい，特に足の冷えがある，
尿量が多い（薄色）
Yes
めまい，むくみ，
動悸などある？
Yes
「血虚」と「湿」とが主な原因
当帰芍薬散《とうきしゃくやくさん》
中／虚
貧血，更年期障害，月経異常，尿量減少
No
「血虚」と「寒」が主な原因
寒
当帰四逆加呉茱萸生姜湯《とうきしぎゃくかごしゅゆしょうきょうとう》
虚
手足の冷え，しもやけ，頭痛，下腹部痛，嘔吐

Case

04 疲れ・夏バテ

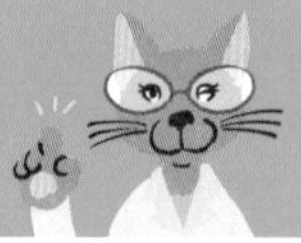

こんな人には受診勧奨を！

6ヵ月以上の強い疲労感がつづき，判断能力の低下，睡眠障害などを伴う状態は「慢性疲労」とは全く別の疾患です．一度，医療機関へ受診するよう促しましょう．

十分に休養をとっても疲労が回復しない場合には，高血圧や糖尿病などの病気が潜んでいることがあるため，聞き取りの際には注意しましょう．

体力や胃腸の働きが低下した状態の「気虚《ききょ》・脾虚《ひきょ》」をはじめ，気の巡りが滞って気分が晴れない「気鬱《きうつ》」，栄養状態が低下してめまいや動悸，不眠，貧血などを呈する「血虚《けっきょ》」，中高年になると夜間頻尿や腰痛を生じてくる「腎虚」など，症状にあった漢方薬を選択し服用してもらうことで疲労回復に役立ちます．

なお，全身の倦怠感が著しい場合には，虚実に関係なく，まずは「補中益気《ほちゅうえっき》湯《とう》」を勧めるといいでしょう．これは頓服でも効果があります．

Start

下半身の脱力感や腰痛，夜間尿，残尿感などがある？

- No → **むくみやめまい，頻尿・多尿などがある？**
  - No →
  - Yes → 「水滞」が主な原因
    - 寒　虚　**真武湯《しんぶとう》**
      手足の冷え，口・のどが渇く，腹痛，下痢
- Yes → 「腎虚」が主な原因
  - 寒　虚　**八味地黄丸《はちみじおうがん》**
    口渇，手足の冷えやほてり，胃腸は丈夫

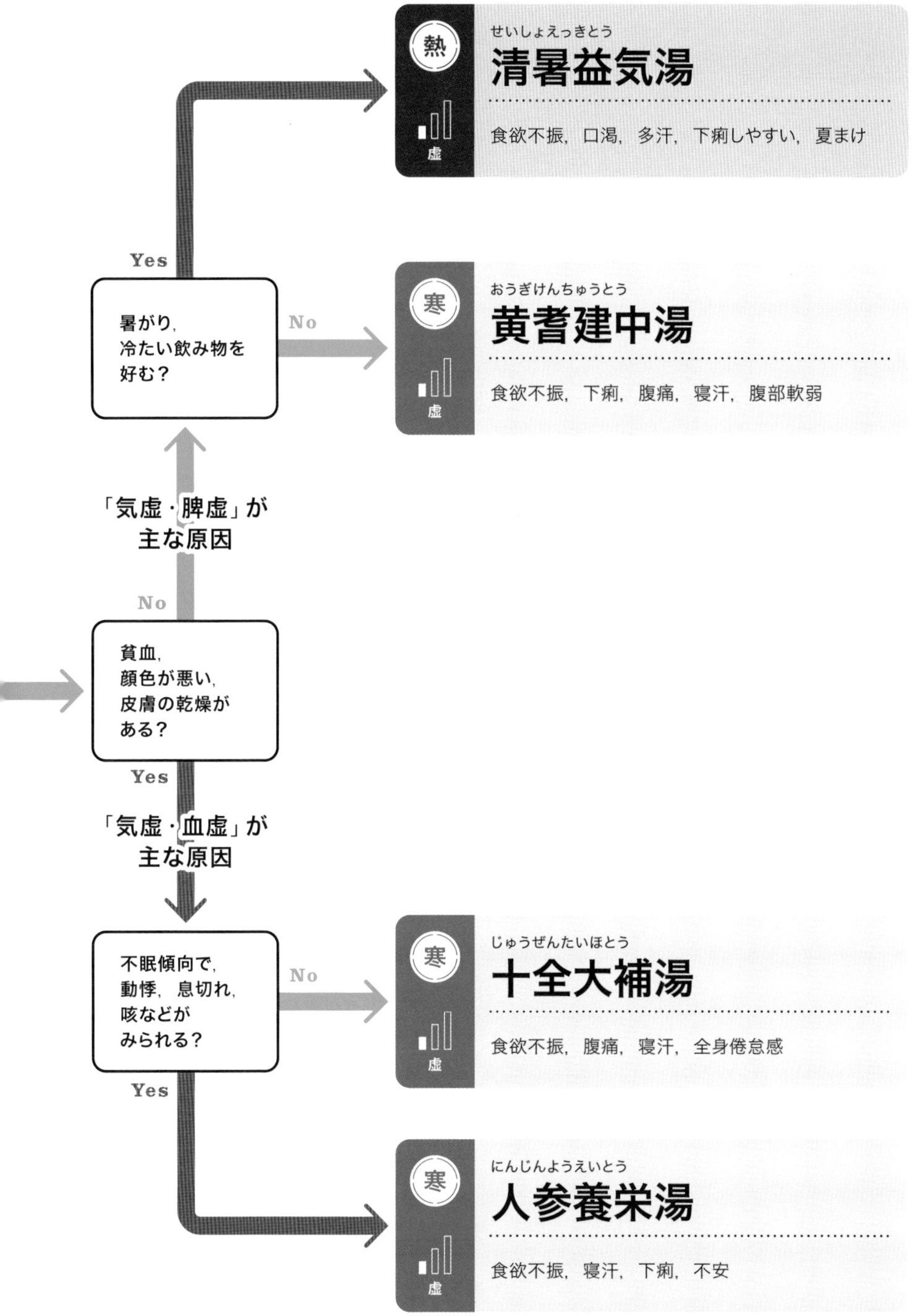

熱

清暑益気湯《せいしょえっきとう》

虚

食欲不振，口渇，多汗，下痢しやすい，夏まけ

Yes

暑がり，
冷たい飲み物を
好む？

No

寒

黄耆建中湯《おうぎけんちゅうとう》

虚

食欲不振，下痢，腹痛，寝汗，腹部軟弱

「気虚・脾虚」が
主な原因

No

貧血，
顔色が悪い，
皮膚の乾燥が
ある？

Yes

「気虚・血虚」が
主な原因

不眠傾向で，
動悸，息切れ，
咳などが
みられる？

No

寒

十全大補湯《じゅうぜんたいほとう》

虚

食欲不振，腹痛，寝汗，全身倦怠感

Yes

寒

人参養栄湯《にんじんようえいとう》

虚

食欲不振，寝汗，下痢，不安

Case

05 虚弱体質

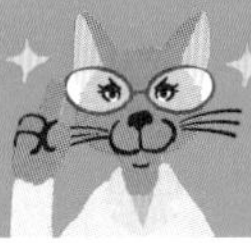

こんな人には受診勧奨を！

虚弱体質の症状は，慢性疲労症候群，（本態性型）自律神経失調症，遅延型（フード）アレルギーなどとも似ているので，症状が続く場合は一度受診を勧めましょう．

漢方には「未病《みびょう》」を治すという考え方があり，病気の治療のみでなく，病気の予防も目的の一つとしています．これは体の働きを整える漢方薬を使って，体質の改善をはかり，病気になりにくい体質を目指すことです．虚弱体質の人は，抵抗力が弱くて病気にかかりやすく，いったん病気になるとこじれやすくなってしまうため，漢方で体質を改善しましょう．

虚弱児には「小建中湯」「柴胡桂枝乾姜湯」などが多用されています．小建中湯に黄耆を加えた「黄耆建中湯《おうぎけんちゅうとう》」は，さらに体力や食欲が低下して，寝汗がひどかったり創傷がなかなか治らない場合によいとされています．また，「血虚《けっきょ》・津虚《しんきょ》・精《せい》虚《きょ》」をまとめて陰虚《いんきょ》といいますが，「六味地黄丸」は特に精虚の強い腎陰虚に用いられ，虚熱という栄養・水分などの不足による熱を生じます．

Start

特に下半身の脱力感や腰痛，尿量減少または多尿などある？

No →「気虚・血虚」が主な原因 → **貧血や皮膚の乾燥がある，また，冷えは強い？**

- No →
- Yes ↓

寒

十全大補湯《じゅうぜんたいほとう》

胃腸虚弱，不眠，疲労倦怠，寝汗

虚

Yes ↓ 「腎虚」が主な原因

六味地黄丸《ろくみじおうがん》（六味丸《ろくみがん》）

耳鳴り，夜間尿，口渇・手足のほてりなどの虚熱

虚

食欲低下よりも
体力低下の方が
著しく，
動悸もある？

No → 寒 虚

六君子湯《りっくんしとう》

胃腸虚弱，消化不良，下痢，食後嗜眠

Yes ↓

汗をかきやすく，
不眠傾向である？

No → 寒 虚

小建中湯《しょうけんちゅうとう》

疲労倦怠，手足のほてり，頻尿・多尿，動悸

Yes ↓

頭部に
汗をかきやすく，
神経が過敏で
口渇などある？

No → 寒 熱 虚

補中益気湯《ほちゅうえっきとう》

疲労倦怠，動悸，多汗，発声に力がない

Yes → 寒 熱 虚

柴胡桂枝乾姜湯《さいこけいしかんきょうとう》

疲労倦怠，寝汗，動悸・息切れ，更年期障害

Case
06 口渇・口乾

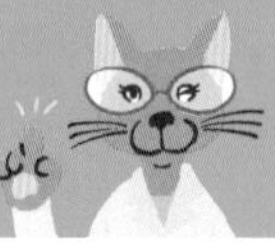

こんな人には受診勧奨を！

糖尿病，くも膜下出血・脳出血・脳梗塞，シェーグレン症候群，更年期障害などの原因がある場合もあるため，長期間にわたって乾燥を感じる場合は受診を勧めましょう．

「口渇」は口腔や咽喉の乾きが強いため，多くの水分を欲する状態です．実証や虚証に関係なくみられ，身体が水分を求めていることから，「津液《しんえき》不足（津虚《しんきょ》）」の状態であるといえます．

一方，「口乾」は肌に潤いがなく乾燥が目立つタイプによくみられます．口腔や咽喉の乾きを訴えますが，実際は口腔や咽喉の粘膜を湿らせる程度の水分摂取で満足できるのが特徴です．つまり，水分の代謝異常を呈していることから「津液滞留（水滞）」の状態となります．これは気虚により「水」をうまく体内に循環させることができません．あるいは本来は血漿内に取り込まれて循環すべき体液が消化管内や組織内に停滞した状態にあるためです．

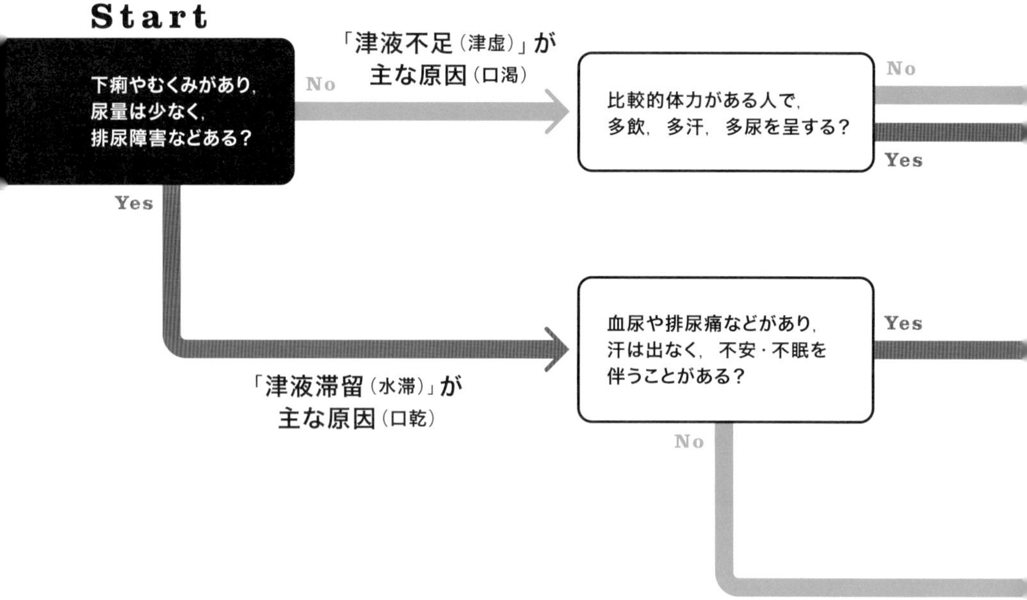

声が枯れて，のどの乾燥感がつよい？

No →

寒 熱 虚

柴胡桂枝乾姜湯《さいこけいしかんきょうとう》

寝汗，動悸・息切れ，神経質，不眠

Yes →

熱 中／虚

麦門冬湯《ばくもんどうとう》

粘稠痰，激しい咳で顔面紅潮，皮膚の乾燥

足腰など，下半身が疲れやすい？

No → 声が枯れて，のどの乾燥感がつよい？

Yes →

虚

六味地黄丸《ろくみじおうがん》（六味丸《ろくみがん》）

手足のほてり，夜間尿，
尿量減少または多尿，寝汗

熱 実／中

白虎加人参湯《びゃっこかにんじんとう》

体のほてり，頻尿，皮膚発赤・かゆみ

熱

猪苓湯《ちょれいとう》

のどが渇きよく水を飲むが，尿・汗ともに少ない

中

五苓散《ごれいさん》

汗をかきすぎてのどが渇き，
よく水を飲むが，尿が出ない．

Case

07 肥満

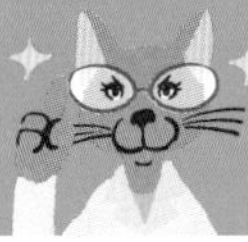

こんな人には受診勧奨を！

肥満は糖尿病，高血圧，脂質異常症，痛風，メタボリックシンドロームなどが起因することがあります．ほかに気になる症状があれば一度受診しましょう．

肥満は，体質的に「気《き》」「血《けつ》」「水《すい》」の異常に分けて考えられ，体質の違いを考慮して無理せずに肥満を解消できます．

「気」の異常はストレスがあると食べてしまうタイプの人に多くみられます．食事の量は減らさずに，カロリーがほとんどないものを摂って満腹感を得られるようにしながらストレスを解消してもらうのが効果的です．「血」の異常は瘀血《おけつ》です．肩こりや便秘も伴いやすく，瘀血のために月経異常などを呈する婦人科系の疾患もあります．「水」の異常はいわゆる水太りで，水分代謝が悪くなっているのが原因です．

そのほか，「補中益気湯」がよく効く人は，一見して太っているように見えない隠れ肥満が多いことが特徴です．

Start

疲れやすく，汗はよく出る？

No →

Yes ↓

足のむくみや膝が痛むなど，腰が重い感じがよくある？

Yes →

水分代謝の改善（水の異常：水太りタイプ）

中／虚

防已黄耆湯《ぼういおうぎとう》

水太り，筋肉軟弱，多汗，尿量が少ない

No →

消化器系の改善（脾胃の異常）

虚

補中益気湯《ほちゅうえっきとう》

食欲不振，四肢の倦怠感，胃下垂，多汗

血行の改善（血の異常）

熱

桃核承気湯《とうかくじょうきとう》

実

便秘，のぼせ，精神不安定，月経不順

Yes

血行が悪く，
手足の冷えや
頭痛，肩こり，
耳鳴などある？

No

内臓脂肪の減少（気・血・水の異常）

熱

防風通聖散《ぼうふうつうしょうさん》

実

太鼓腹，のぼせ，むくみ，
便秘（時にイライラもあり）

ストレスから，
食べ物を
摂ることが多い？

No

Yes

ストレスが要因（気の異常）

便秘があり，
体格・体力ともに
充実している？

No

抑肝散《よくかんさん》

中

怒りっぽい，神経過敏，興奮しやすい，
イライラ，寝つきが悪い

Yes

熱

大柴胡湯《だいさいことう》

実

怒りっぽい，のぼせ，肩こり，寝つきが悪い

Case

08 痩身

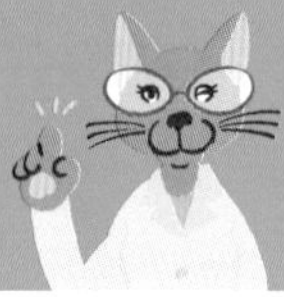

こんな人には受診勧奨を！

体重減少を伴う場合，糖尿病，尿崩症，バセドウ病，褐色細胞腫，フレイルなど，いろいろな疾患が原因であることが考えられます．体重に変化がないか聞き，減少している場合は受診を勧めましょう．

痩せていても，特に体に支障はなく元気に生活できていれば問題はありません．しかし，次第に痩せてきて顔色が悪くなり，疲労感がなかなか取れなくなった場合には重い病気が潜んでいる可能性があるため，検査が必要です．

漢方が適している人は，これといった病気がなく，太りたくても太れない場合です．これは，ストレスの影響を受けやすいため食欲不振になる人（脾胃《ひい》＋気の異常），胃腸が弱く胃下垂傾向にある人（脾胃の異常）の２つに分けられます．

また，暑気あたりや暑さによる食欲不振・下痢・全身倦怠などの夏やせには，「清暑益気湯《せいしょえっきとう》」を用いるといいでしょう．

Start

ストレスを感じることがあり，それが食欲低下につながっていると思う

Yes → **「脾胃」＋「気」の異常**（ストレス・緊張・不安など）

No → **「脾胃」の異常**（食欲不振・胃腸虚弱など）

食欲低下よりも，体力低下のほうが強い？

No →

Yes →

寒 熱

虚

補中益気湯《ほちゅうえっきとう》

疲れやすい，胃腸虚弱，寝汗

比較的，
寒がりで
温かい飲み物を
好む？

Yes →

普段から
胃腸が弱く，
慢性的に胃痛や
胸やけがある？

No → 寒 虚

苓桂朮甘湯《りょうけいじゅつかんとう》

頭痛，立ちくらみ，のぼせ，動悸，神経質

Yes → 寒 中／虚

安中散《あんちゅうさん》

食欲不振，胃酸過多症，胃もたれ，げっぷ

No → 寒 熱 中

半夏瀉心湯《はんげしゃしんとう》

神経性胃炎，食欲不振，下痢・腹鳴，ガス排出

尿量が多く薄色で，
下痢しやすく，
口内に唾液が
溜まりやすい

No → 寒 虚

六君子湯《りっくんしとう》

胃腸虚弱，胸やけ，食後嗜眠，腹痛

Yes → 寒 虚

人参湯《にんじんとう》

胃腸虚弱，胃痛（冷痛），胃もたれ，
吐き気，胸やけ

Case

09 神経痛（痛みとしびれ）

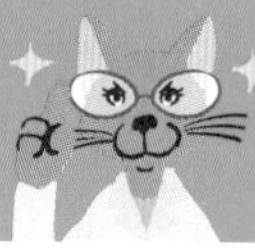

こんな人には受診勧奨を！

2~3 週間，漢方を飲んでみても効果が全くあらわれない場合は，神経の根元が圧迫されていることがあります．その際は，医療機関を勧めましょう．

手足の痛みやしびれは，神経の圧迫が原因であるといわれています．しかし，神経の圧迫があっても，痛みやしびれの症状が出ない人もいます．これは，根本的な原因が身体の内側にあり，「瘀血《おけつ》」と呼ばれる病態……つまり血行障害が生じているのです．瘀血は，主に冷えや湿気などが身体に悪影響を与え，血流が悪くなり生じます．さらに血行不良が起きれば，新鮮な酸素や栄養が不足して「血虚」となり，神経とその周囲の組織の細胞は死んでしまい，痛みやしびれも生じてきます．つまり，まずは水滞や冷えの影響を早く改善し，「瘀血」や「血虚」を防ぐことが大切です．

なお，糖尿病性神経障害のしびれなどには腎虚による水分代謝異常を改善する「牛車腎気丸《ごしゃじんきがん》」，また，帯状疱疹による急性期の神経痛や三叉神経痛には「葛根《かっこん》湯《とう》」がよく使われます．「当帰芍薬散《とうきしゃくやくさん》」は貧血やむくみ，冷え症などに多用されますが，「水滞，瘀血，血虚」の原因疾患にも効果があることから神経痛にも用いられます．

Start

むくみやこわばり，尿量減少などがある？

Yes → 「水滞」が主な原因

No ↓

「血の異常」が主な原因

体力があり，のぼせやすく，肩こりなどある？

Yes →

寒 熱

実／中

桂枝茯苓丸《けいしぶくりょうがん》 ［瘀血］

冷えのぼせ，めまい，血行障害

No ↓

寒
実／中

[水滞]

麻杏薏甘湯《まきょうよくかんとう》

皮膚の荒れ，いぼ，フケが出る，のぼせ

No

体力は
中等度以下で，
胃腸は
弱いほうである？

Yes

体力低下，
手足が冷え，
のぼせやすい？

No

寒
中

[水滞]

二朮湯《にじゅつとう》

水毒体質，肩や上腕の痛み，だるさ，胃もたれ

Yes

寒
虚

[水滞・血虚]

桂枝加朮附湯《けいしかじゅつぶとう》

汗をかきやすい，肩こり，時に下痢

寒
中

[血虚・瘀血]

疎経活血湯《そけいかっけつとう》

冷えにより痛みが増悪，皮膚につやがない

Case

10 不眠

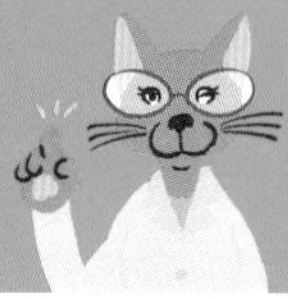

こんな人には受診勧奨を！

不眠の治療は，背景にある原因に合わせた対処法も大事です．患者さんから聞き取り，生活習慣，身体疾患の悩み，精神疾患，飲酒の問題などがあれば，医師に相談するよう勧めましょう．

五臓の「心」は，漢方では思考・精神作用の中枢とされています．精神活動を安定させるには，心を養う栄養物である血および陰液（体液），あるいは気などが充実していなければなりません．これらに異常をきたすと不眠が生じることになります．

不眠症は気血の異常や不足が病因であることが多いです．なかでも，不眠に深く関与する「心血虚」は血の補充も大事ですが，心の安定を邪魔するもの（肝の異常など）を取り除くことも大事です．なお，多夢（夢をよく見ること）で，イライラしてしまい夜中に一度目が覚めるとなかなか寝つけないような場合には，「帰脾湯」よりもこれに柴胡《さいこ》・山梔子《さんしし》を加味した「加味帰脾湯《かみきひとう》」のほうがよいでしょう．

Start

貧血傾向で，物忘れしやすく，寝汗などある？

No →

Yes ↓ 「心血虚」が主な特徴

寝つきが悪く，疲れているのに眠れないことがある？

Yes → 酸棗仁湯《さんそうにんとう》（虚）

興奮，頭痛，口渇，皮膚の乾燥

No → 帰脾湯《きひとう》（寒・虚）

不安・抑うつ，胃腸虚弱，手足の冷え

汗をかきやすい，
動悸がする， のどに
何かがつかえる
感じがある？

No

「肝の異常」と「血滞」が
主な特徴

興奮性・易怒性は
より強く，
ふるまいが
粗暴である？

Yes

抑肝散《よくかんさん》

中

イライラ， 神経が昂る， ひきつけ， 小児の夜泣き

No

加味逍遙散《かみしょうようさん》

寒 熱

中／虚

イライラ， 不安， のぼせ， 更年期障害， 血の道症

Yes

「肝の異常」と「気」が
主な特徴

虚弱体質である？

No

柴胡加竜骨牡蛎湯《さいこかりゅうこつぼれいとう》

熱

実／中

不安， 抑うつ， イライラ， ヒステリー

Yes

桂枝加竜骨牡蛎湯《けいしかりゅうこつぼれいとう》

虚

不安， イライラ， のぼせ， 手足が冷える

Case

11 イライラ

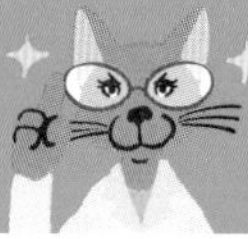

こんな人には受診勧奨を！

イライラの原因には，更年期障害や自律神経失調症をはじめ，アルコール依存症，副甲状腺機能亢進症などの疾患も考えられます．長く続くようであれば受診を勧めましょう．

イライラする症状は，漢方では「気」の異常や「肝」「心」の失調と考えています．「気」の異常は，頭に血がのぼってイライラするような「気《き》逆《ぎゃく》（升）」が主ですが，気分が落ち込む「気《き》鬱《うつ》」や，気力がない「気《き》虚《きょ》」の場合も気の異常と捉えられます．「肝」の失調とみられる興奮性の精神症状には抑肝散や加味逍遙散が，焦燥感が亢進してイライラするような「心」の失調では「黄連解毒湯」や「甘麦大棗湯」が用いられます．

Start

もともと，体力はあるほうか？

No →

Yes ↓

汗をかきやすく，口の中が粘つき苦い，肩こりなどがある？

Yes →

「気滞（気鬱）」もあるのが主な特徴

熱

柴胡加竜骨牡蛎湯《さいこかりゅうこつぼれいとう》

実／中

抑うつ・不安・不眠，ヒステリー，動悸

No ↓

「心・肝」の失調が主な原因

熱

黄連解毒湯《おうれんげどくとう》

実／中

不安・不眠，赤ら顔，のぼせ，動悸，頭痛

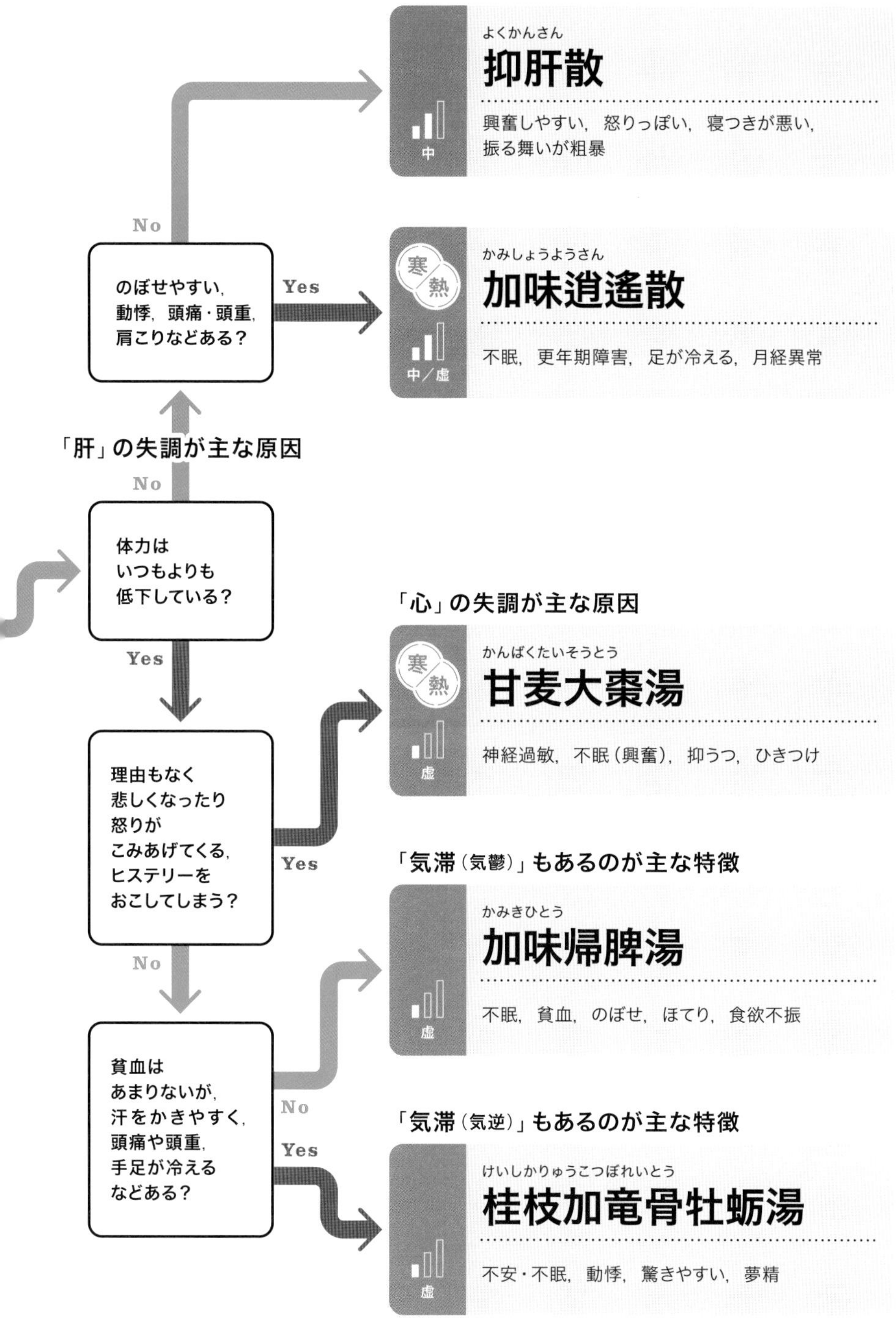
体力は
いつもよりも
低下している？
No
「肝」の失調が主な原因
のぼせやすい,
動悸, 頭痛・頭重,
肩こりなどある？
No
中
抑肝散《よくかんさん》
興奮しやすい, 怒りっぽい, 寝つきが悪い,
振る舞いが粗暴
Yes
寒
熱
中／虚
加味逍遙散《かみしょうようさん》
不眠, 更年期障害, 足が冷える, 月経異常
Yes
理由もなく
悲しくなったり
怒りが
こみあげてくる,
ヒステリーを
おこしてしまう？
Yes
「心」の失調が主な原因
寒
熱
虚
甘麦大棗湯《かんばくたいそうとう》
神経過敏, 不眠（興奮）, 抑うつ, ひきつけ
No
貧血は
あまりないが,
汗をかきやすく,
頭痛や頭重,
手足が冷える
などある？
No
「気滞（気鬱）」もあるのが主な特徴
虚
加味帰脾湯《かみきひとう》
不眠, 貧血, のぼせ, ほてり, 食欲不振
Yes
「気滞（気逆）」もあるのが主な特徴
虚
桂枝加竜骨牡蛎湯《けいしかりゅうこつぼれいとう》
不安・不眠, 動悸, 驚きやすい, 夢精

Case

12 不安症・抑うつ

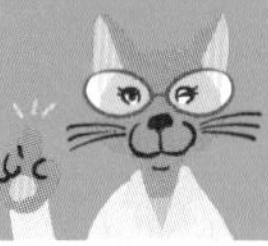

こんな人には受診勧奨を！

不安による強い苦痛（動悸，吐き気，めまいなど）が生じ，日常生活に支障をきたすことが長期間または何度も繰り返されているような場合は，受診しましょう．

現代社会では多くの人がストレスとともに精神的な不安を抱えており，これが続くと不安神経症やうつ病になります．うつ病になると，悲しい・わびしい感じなど感情障害が起こり，何事にもやる気がなくなり，不眠，疲労感，食欲不振，便秘や仕事の能率低下，判断力の低下をはじめ，いろいろな体の不調を引き起こします．

漢方医学では，精神的疾患は「気滞《きたい》」に最も関連が深いとされており，その中心にあるのが「肝気鬱結《かんきうっけつ》」と呼ばれるもので，不安や抑うつを生じさせます．肝気鬱結の誘因は精神的ストレスです．そのため，気滞の改善が精神的症状の改善につながります．肝気鬱結はさらに脾や心に影響を与えます．

なお，「桂枝加竜骨牡蛎湯」は気滞ではなく，主に心気虚・血虚が関連しています．

Start

体力は中等度以上である？

No →

Yes ↓

便秘傾向，または不眠，イライラなどある？

No →

熱　中

柴朴湯《さいぼくとう》　［気滞］

胸や胃のつまる感じ，吐き気，めまい，喘息

Yes →

熱　実／中

柴胡加竜骨牡蛎湯《さいこかりゅうこつぼれいとう》　［気滞］

汗をかきやすい，肩こり，めまい，頭痛

動悸，イライラなどある？

No →

寒 熱

虚

香蘇散《こうそさん》 ［気滞］

胃腸虚弱，かぜの初期

※抗うつ薬のファーストチョイス

Yes ↓

頭痛・頭重，肩こり，手足の冷えなどある？

No →

虚

加味帰脾湯《かみきひとう》 ［気滞，気虚・血虚］

貧血，食欲不振，不眠，ほてり，のぼせ

Yes ↓

体質虚弱，汗をかきやすく夜間尿，夢精などある？

No →

寒 熱

中／虚

加味逍遙散《かみしょうようさん》 ［気滞，血虚］

不眠，更年期障害，のぼせ

Yes →

虚

桂枝加竜骨牡蛎湯《けいしかりゅうこつぼれいとう》 ［気滞，気虚・血虚］

神経症状（不眠，驚きやすい，動悸など），のぼせ

Case
13 寝汗・多汗

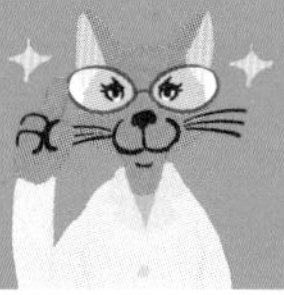

こんな人には受診勧奨を！

着替える必要があるほどの寝汗をかく人は，多汗症の人だけでなく，カンジダ感染症，バセドウ病，甲状腺機能亢進症などの可能性があります！ どれくらいの汗をかくかを聞き，必要ならば受診を勧めましょう．

睡眠中は体温を下げようとする体の働きで，誰でもコップ 1 杯程度の汗をかきます．このような生理的な寝汗はサラッとした汗で，運動後と同じようなもののため問題はありません．しかし，じっとりとした寝汗は，虚弱な人や精神不安で緊張しやすい人に多く，不快感とともに疲労感も増すためつらく感じる人も多いようです．また，普通の生活で多量の汗をかき，生活に支障をきたす人もいます．これは精神的な緊張が原因で，普通に緊張して出る汗の量をはるかに超えています．

漢方では，寝汗・多汗は水分代謝が悪い場合や，「気虚・血虚（虚弱な体質）」，体の内部に熱がこもった「陽」の状態に多くみられます．

Start

体力が落ちている，または寝ている時に汗をかきやすい？

Yes →

No ↓

顔や体のほてりや，のどの渇きがつよい？

Yes →

「熱証」が主な特徴

熱

白虎加人参湯《びゃっこかにんじんとう》

実／中

多汗・多尿・多飲，口舌乾燥，脱水

No →

「水滞」が主な原因

防已黄耆湯《ぼういおうぎとう》

中／虚

水太り，肥満，多汗，乏尿，膝痛，下肢浮腫

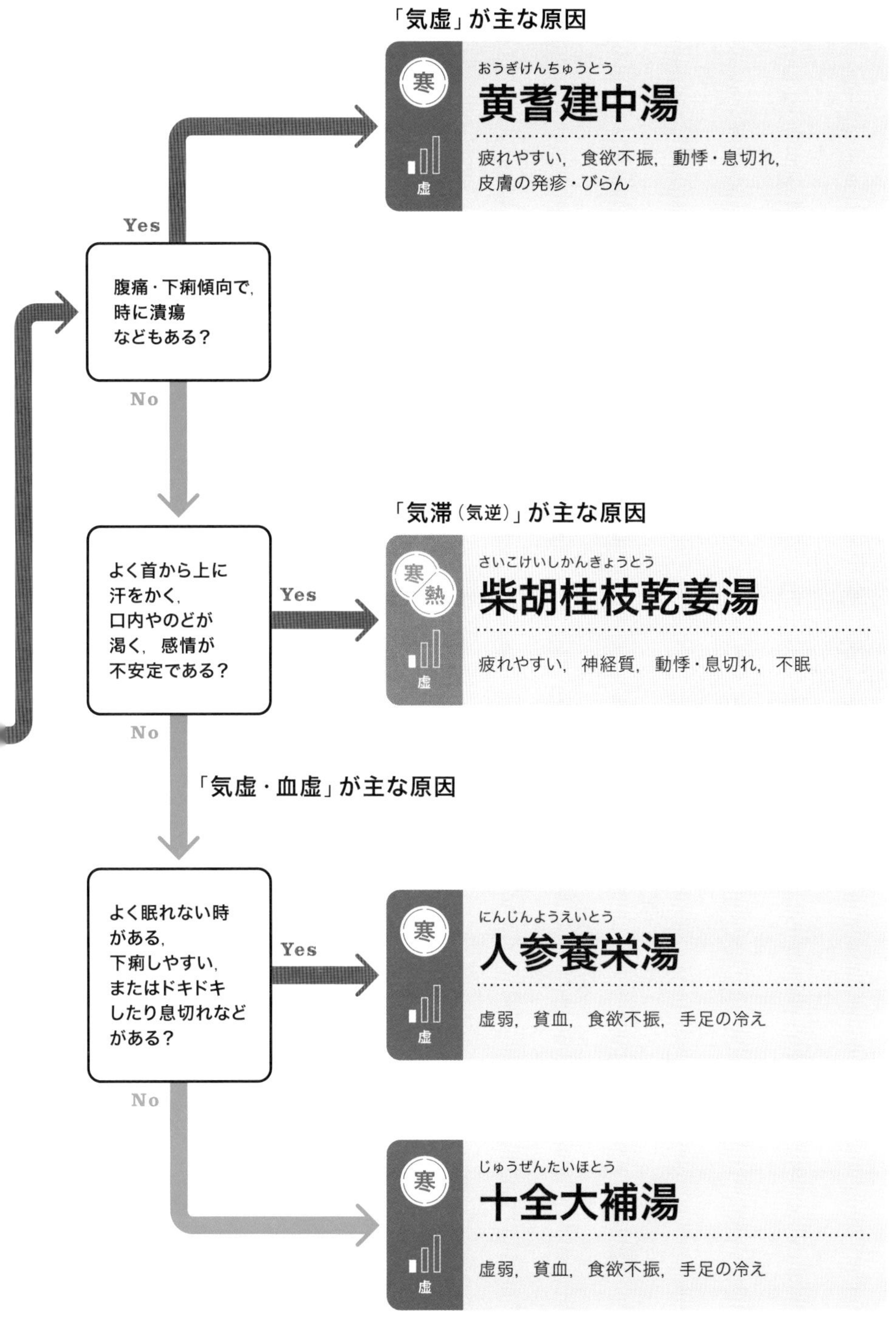
「気虚」が主な原因
寒
黄耆建中湯《おうぎけんちゅうとう》
疲れやすい，食欲不振，動悸・息切れ，
皮膚の発疹・びらん
虚
Yes
腹痛・下痢傾向で，
時に潰瘍
などもある？
No
「気滞（気逆）」が主な原因
寒
熱
柴胡桂枝乾姜湯《さいこけいしかんきょうとう》
疲れやすい，神経質，動悸・息切れ，不眠
虚
よく首から上に
汗をかく，
口内やのどが
渇く，感情が
不安定である？
Yes
No
「気虚・血虚」が主な原因
よく眠れない時
がある，
下痢しやすい，
またはドキドキ
したり息切れなど
がある？
Yes
寒
人参養栄湯《にんじんようえいとう》
虚弱，貧血，食欲不振，手足の冷え
虚
No
寒
十全大補湯《じゅうぜんたいほとう》
虚弱，貧血，食欲不振，手足の冷え
虚

Case
14 感冒

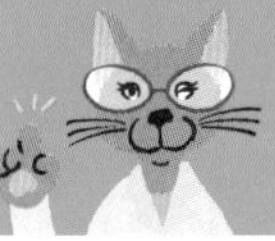

こんな人には受診勧奨を！

感冒はコロナ感染や季節性インフルエンザの症状と似ています．発熱などの症状がある場合は，まずは身近な医療機関を受診しましょう！

かぜは，ひき始めの初期のかぜと，こじれて長引いたときでは「証」が変わるため，経過に伴って適切な漢方薬も変わります．

寒いかぜのひき始めでは，体の表面を温めて発汗を促すことでかぜを改善します．繁用される「葛根湯」のほかに，「麻黄湯」や花粉症でも使われる「小青竜湯」もこの作用をもつ仲間です．なお，普段から胃腸が虚弱で，かつ初期のかぜには「香蘇散」がよいです．

長引いて痰の切れにくい咳が続き，のどの乾燥感が主な症状になってきた場合には「麦門冬湯」を，吐き気や食欲不振があるようなら「柴胡桂枝湯」を，普段から胃腸が弱い人は「参蘇飲」を用いるとよいでしょう．

Start

かぜのひき始めか？

Yes → **かぜの初期**

No → **かぜが長引く場合**

首すじのこり・こわばり，胃腸が弱い？

No → 麦門冬湯

Yes → **汗をかきやすい，のぼせ，口の中が粘つき苦い？**

No → 参蘇飲

Yes → 柴胡桂枝湯

熱 / 中／虚

麦門冬湯《ばくもんどうとう》

激しい咳で顔面紅潮，粘稠痰，のぼせ，のどの乾燥感

寒 / 熱 / 虚

参蘇飲《じんそいん》

くしゃみ・鼻水・鼻づまり，咳・痰，胃もたれ

熱 / 中／虚

柴胡桂枝湯《さいこけいしとう》

疲れやすい，頭痛，腹痛，食欲不振，吐き気，咳

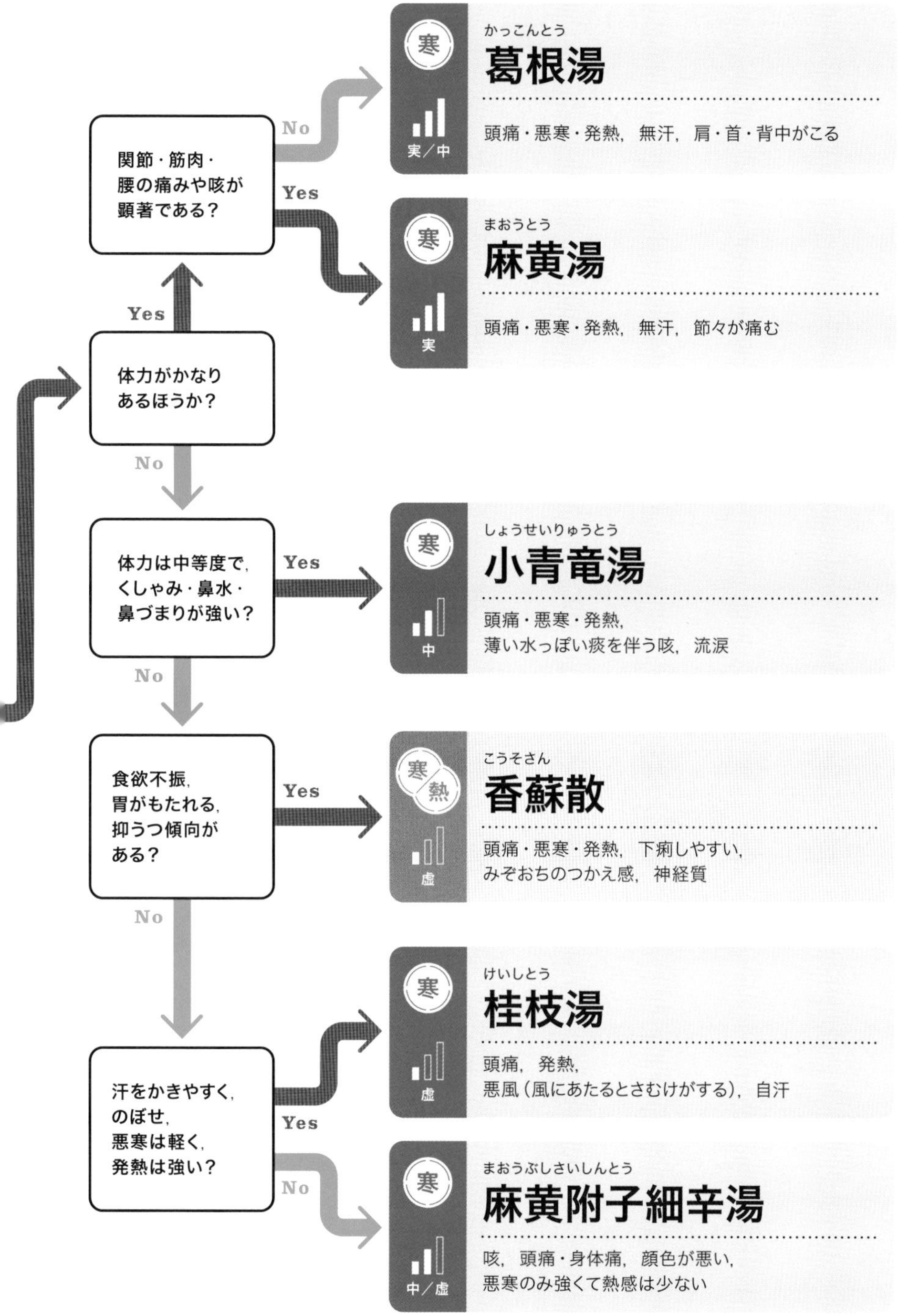
体力がかなりあるほうか?
Yes
関節・筋肉・腰の痛みや咳が顕著である?
No
寒
実／中
葛根湯《かっこんとう》
頭痛・悪寒・発熱，無汗，肩・首・背中がこる
Yes
寒
実
麻黄湯《まおうとう》
頭痛・悪寒・発熱，無汗，節々が痛む
No
体力は中等度で，くしゃみ・鼻水・鼻づまりが強い?
Yes
寒
中
小青竜湯《しょうせいりゅうとう》
頭痛・悪寒・発熱，
薄い水っぽい痰を伴う咳，流涙
No
食欲不振，胃がもたれる，抑うつ傾向がある?
Yes
寒
熱
虚
香蘇散《こうそさん》
頭痛・悪寒・発熱，下痢しやすい，
みぞおちのつかえ感，神経質
No
汗をかきやすく，のぼせ，悪寒は軽く，発熱は強い?
Yes
寒
虚
桂枝湯《けいしとう》
頭痛，発熱，
悪風(風にあたるとさむけがする)，自汗
No
寒
中／虚
麻黄附子細辛湯《まおうぶしさいしんとう》
咳，頭痛・身体痛，顔色が悪い，
悪寒のみ強くて熱感は少ない

Case

15 のどの痛み（咽頭炎）

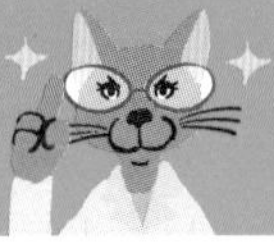

こんな人には受診勧奨を！

経験したことのない痛み，唾をのみこめない，飲食できない，口を開けることが難しい，息苦しい場合には，すぐに医療機関を受診しましょう．

漢方では通常のかぜとは別に，「のどかぜ」と「咳が出てのどが痛む」場合で考えます．

「のどかぜ」は，口の中の津液《しんえき》が不足している状態です．症状としては，熱が出てのどが痛くなり，寒気はほとんどないことが多く，のどの粘膜を潤して炎症を抑える治療を行います．いわゆる，外邪《がいじゃ》の「火邪《かじゃ》」や「燥邪《そうじゃ》」が要因となる熱証タイプです．OTC 医薬品としては，「駆風解毒散《くふうげどくさん》」「銀翹散《ぎんぎょうさん》」「銀翹解毒散《ぎんぎょうげどくさん》」などが繁用されています．

「咳が出てのどが痛む」場合は，肺や気管支が炎症を起こしている可能性があります．そのため炎症を抑え，胸部の熱を冷まして咳を止め，のどの痛みを改善させます．なお，「麻杏甘石湯」より，さらに咽痛や咳嗽が強い時には，桑白皮《そうはくひ》を加えた「五虎湯《ごことう》」がいいでしょう．

ちなみに，通常のかぜは「風邪」や「寒邪」が要因となると考えられています．

Start

発赤・腫脹・咽頭痛が強い，または咳が激しい？

Yes →「熱証」タイプ

No ↓「寒証」タイプ

体力は低下しており，全身倦怠感，四肢の冷えなどがある？

Yes →

寒

まおうぶしさいしんとう

麻黄附子細辛湯

中／虚

咳，のどがチクチク痛む，頭痛・悪寒

No

寒／熱

桔梗湯《ききょうとう》

咳，のどの化膿，ものを飲みにくい

※証を考えずに，咽頭部に炎症があれば使ってよい．

No

口・のどが渇く，
口の中が苦く，
肩こりなど伴う？

Yes

熱

中

小柴胡湯加桔梗石膏《しょうさいことうかききょうせっこう》

のどの化膿，耳・鼻・喉・気管の炎症

No

咳が激しく出る？

Yes

体力はやや低下，
顔を赤くして
激しくせき込む，
痰は切れにくい？

No

熱

実

麻杏甘石湯《まきょうかんせきとう》

呼吸困難（発作時に発汗），痰は少ない，口渇

Yes

熱

中／虚

麦門冬湯《ばくもんどうとう》

のどの乾燥感，濃い粘稠な痰

寒

実／中

葛根湯《かっこんとう》

のどがチクチク痛む，無汗，頭痛
肩・首・背中がこる

Case

16 咳・痰

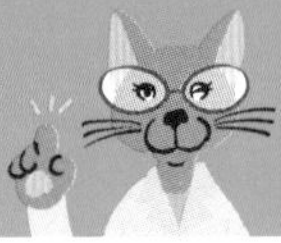

こんな人には受診勧奨を！

咳や痰が長く続き（1 週間以上），悪化してきた時は，細菌感染やほかの病気を起こしている可能性があります．早めに医師の診察を受けましょう．

咳はかぜを引いた人や気管支の弱い人，アレルギーで出る人，緊張すると出る人など人によってさまざまです．したがって，原因を特に区別せずに呼吸器の症状を五臓の一つである「肺」の異常と考え，咳や痰の状態，体力，その他の症状などに応じて漢方薬を選択します．

水滞や水湿は「痰飲，水腫，湿」とよぶこともあります．咳や痰の場合では，「水」や「湿」は「痰」と考えたほうがわかりやすいです．なお，咽痛や咳嗽が強い時には，「麻杏甘石湯」よりも桑白皮《そうはくひ》を加えた「五虎湯《ごことう》」がよいでしょう．

Start

体力はある方か？

Yes　「実～中証」タイプ

No　「中～虚証」タイプ

非常に虚証で，寝汗や食欲不振を伴う？

No

Yes

熱

滋陰至宝湯《じいんしほうとう》

長引く咳・痰，のぼせ，下痢，胃もたれ

虚

寒

小青竜湯《しょうせいりゅうとう》

中

くしゃみ・鼻水・鼻づまり，
アレルギー性鼻炎（頓服的に使用）

Yes

水様性の喀痰や
ずるずるとした
鼻水が出る？

No

寒

麻黄湯《まおうとう》

実

激しい咳，鼻づまり，節々が痛む，汗が出ない

Yes

悪寒・発熱・
頭痛が強く，
肩や首のこり
などある？

No

熱

麻杏甘石湯《まきょうかんせきとう》

実

喘息，発汗，口渇，粘稠痰

のどの乾燥感と
発作性に咳が
頻発して，
顔面紅潮する？

No

熱

清肺湯《せいはいとう》

中／虚

痰が多く長引く咳，粘稠痰，咽頭痛，嗄声

Yes

熱

麦門冬湯《ばくもんどうとう》

中／虚

空咳，粘稠痰，嗄声，皮膚がカサカサ

Case

17 鼻炎・花粉症

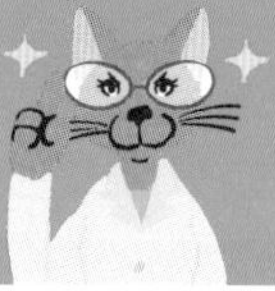

こんな人には受診勧奨を！

目のかゆみに加え，くしゃみの連発，さらっとした鼻水が出続けるなどの症状が 2 週間以上続く場合は，花粉症の可能性がかなり高いと考えられます．症状が続く場合は受診を勧めましょう．

アレルギー性鼻炎は「くしゃみ，鼻水，鼻づまり」が三大症状で，特定の物質が体内に入ると過敏反応が起こって症状があらわれます．その原因となる物質はハウスダストやダニ，また，スギ・ヒノキ・ブタクサなどの花粉が多く，この花粉が原因の場合を「花粉症」と呼んでいます．

標治（対症療法）で用いられる漢方薬をフローチャートで示しましたが，充血やかゆみの症状が出てひどくなれば熱性の症状を抑える「荊芥連翹湯《けいがいれんぎょうとう》」「越婢加朮《えっぴかじゅつ》湯《とう》」「清上防風湯《せいじょうぼうふうとう》」「消風散《しょうふうさん》」などを用いることになります．

体質改善によって体の免疫力を高める本治（根本治療）では，腎虚に用いる「八味地黄丸《はちみじおうがん》」などがよく用いられます．

Start

体力はある方か？

Yes → 「実証」タイプ

No → 「虚証」タイプ

悪寒は強く，全身倦怠，低血圧で，頭痛・めまいなどある？

No

Yes

咳，くしゃみ，鼻水，薄い泡のような痰が出る？

Yes →

寒

中

小青竜湯《しょうせいりゅうとう》

鼻閉，喘鳴（ゼーゼー），咳，流涙，アレルギー性鼻炎・結膜炎

No ↓

頭痛・頭重，首や背中が張り，汗は出ない？

No →

熱

実／中

辛夷清肺湯《しんいせいはいとう》

鼻が詰まって苦しい，膿性の鼻汁，蓄膿症，口渇

Yes →

寒

実／中

葛根湯加川芎辛夷《かっこんとうかせんきゅうしんい》

鼻づまり，鼻汁がのどにまわる（後鼻漏），蓄膿症

寒

中／虚

苓甘姜味辛夏仁湯《りょうかんきょうみしんげにんとう》

薄い鼻水・痰，咳，くしゃみ，胃腸虚弱，むくみ

寒

中／虚

麻黄附子細辛湯《まおうぶしさいしんとう》

くしゃみ，鼻水，鼻づまり，咳・薄い痰

Case

18 動悸・頻脈（心悸亢進）

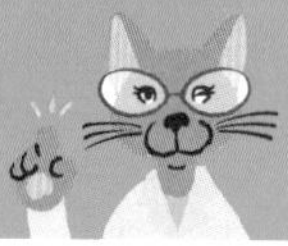

こんな人には受診勧奨を！

特に緊張するような場面でもないのに，頻繁にドキドキと動悸がする場合には，不整脈や心不全をはじめとする重大な疾患も考えられます！ 症状をよく聞きとりましょう．

西洋医学的な検査を受けても，治療を要するような異常がないのに動悸や胸苦しさなどに悩まされることがあります．西洋医学では，このような症状を「心臓神経症」と呼んでいます．これは神経過敏症の一種で，精神不安がすぐに動悸につながることから，抗不安薬を用いたり，心理療法などを行っています．

漢方では，心臓などに異常がないことを確かめてから治療を行います．動悸に息切れを伴う場合には「炙甘草湯」をはじめに試みるのがよいです．どの漢方薬を使うにせよ，動悸がする場合には不安を取り除いて精神を安定させることに主眼を置きましょう．

Start

体力はある方か？

No → 「中～虚証」タイプ

Yes → 「実～中証」タイプ

汗をかきやすい，口の中が粘つき苦く，肩こりなどある？

Yes →

熱

実／中

柴胡加竜骨牡蛎湯《さいこかりゅうこつぼれいとう》

抑うつ・不安・不眠，ヒステリー，イライラ，頭痛

No →

熱

実／中

黄連解毒湯《おうれんげどくとう》

赤ら顔，不安・不眠，イライラ，のぼせ，頭痛

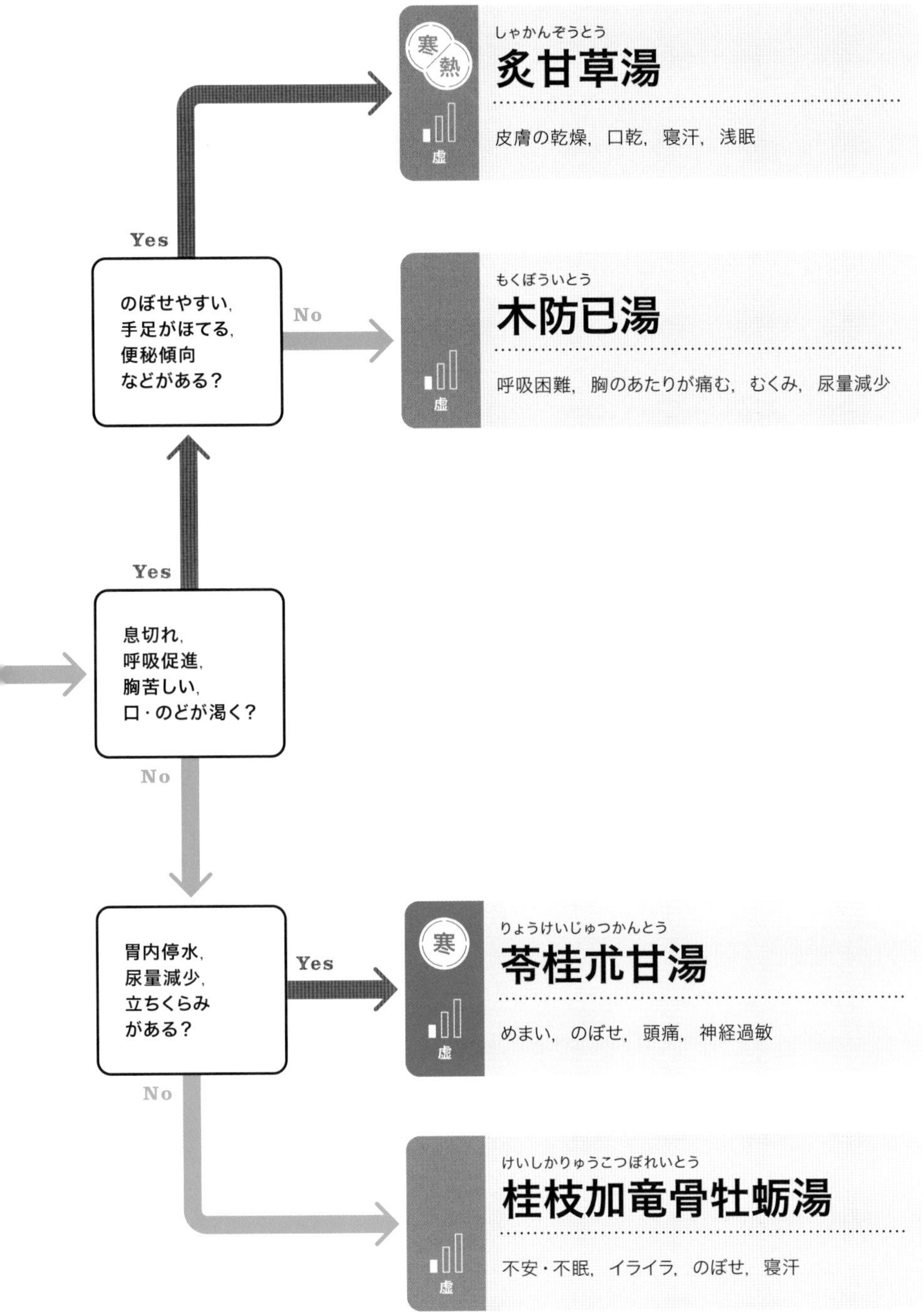
寒
熱
炙甘草湯《しゃかんぞうとう》
虚
皮膚の乾燥，口乾，寝汗，浅眠
Yes
のぼせやすい，
手足がほてる，
便秘傾向
などがある？
No
木防已湯《もくぼういとう》
虚
呼吸困難，胸のあたりが痛む，むくみ，尿量減少
Yes
息切れ，
呼吸促進，
胸苦しい，
口・のどが渇く？
No
胃内停水，
尿量減少，
立ちくらみ
がある？
Yes
寒
苓桂朮甘湯《りょうけいじゅつかんとう》
虚
めまい，のぼせ，頭痛，神経過敏
No
桂枝加竜骨牡蛎湯《けいしかりゅうこつぼれいとう》
虚
不安・不眠，イライラ，のぼせ，寝汗

Case

19 むくみ

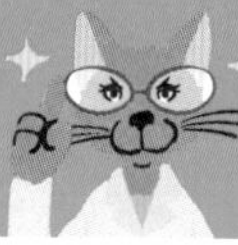

こんな人には受診勧奨を！

浮腫は腎臓をはじめ，心臓，肝臓，甲状腺などの疾患や薬剤の副作用によって起きる場合もあります．気になったらすぐに医療機関を受診しましょう！

むくみは局所性浮腫と全身性浮腫に分かれます．局所性は静脈の異常やリンパ管の閉塞，慢性のうっ血，血管運動神経の異常，食餌《しょくじ》性，悪性腫瘍または炎症による浮腫などが考えられます．全身性は腎臓性や心臓性，肝臓性，内分泌性，栄養障害などが考えられます．いずれにせよ，むくみの原因が病気によるものならその治療が優先となります．

漢方では特に病気がない場合には，むくみの原因は「湿」・「水滞」と考え，「水」の巡りをよくする方剤を用います．また，「水」の代謝をつかさどる「腎」の働きが低下した「腎虚」もその原因の一つと考え，「牛車腎気丸」などを用います．

Start

体力は比較的低下している？

Yes → 「中～虚証」タイプ

No ↓ 「実～中証」タイプ

四肢の関節が痛む？

Yes →

No ↓

排尿痛・残尿感などがあり，汗が出にくい，不眠傾向である？

Yes → 熱 **猪苓湯《ちょれいとう》**

尿量減少するが汗は出ない，下痢，口渇，精神不安

No →

Yes

汗をかきやすい，
または腰から
下が重い？

No

防已黄耆湯《ぼういおうぎとう》

中／虚

水太り，膝関節の腫れ・痛み，尿量減少

当帰芍薬散《とうきしゃくやくさん》

中／虚

貧血，腰や手足の冷え，めまい，肩こり

No

夜間尿があり，
口が乾き，
腰から下の
脱力感がある？

Yes

「腎虚」による水滞

寒

牛車腎気丸《ごしゃじんきがん》

中／虚

腰痛，四肢のしびれ・痛み，冷え（手足や腰下）

熱

越婢加朮湯《えっぴかじゅつとう》

実／中

下肢の浮腫，尿量減少，汗をかきやすい，口渇

五苓散《ごれいさん》

中

口渇，尿量減少，汗をかきやすい，吐き気・下痢

Case

20 食欲不振・胃もたれ・胸やけ・げっぷ

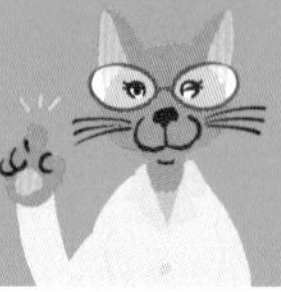

こんな人には受診勧奨を！

胸やけやげっぷは，胃酸が逆流して食道に流れ込む逆流性食道炎，あるいは機能性ディスペプシアが原因であることも考えられます．生活の質（QOL）に影響があれば，消化器内科を受診しましょう．

検査で特に異常がないのに慢性的に胃の不調が続くことを，機能性ディスペプシア（functional dyspepsia：FD）といいます．これは慢性胃炎や神経性胃炎などと呼ばれているものです．また，胸やけの症状がある人には胃酸が逆流する胃食道逆流症もみられます．これには，食道に炎症や潰瘍などの病変がある逆流性食道炎と，病変のない非びらん性逆流症が含まれます．

このFDや非びらん性逆流症の治療には漢方薬が向いています．なかでも「六君子湯」は代表的な薬で，多様な働きが認められています．

Start

体力は比較的低下している？

Yes →「中～虚証」タイプ

No ↓「中証」タイプ

過食，腹部膨満感，消化不良，胃もたれが強いなど？

Yes →

寒 熱　中

平胃散《へいいさん》

暴飲暴食，胃痛，みぞおちのつかえと痛み，下痢

No →

寒 熱　中

半夏瀉心湯《はんげしゃしんとう》

嘔吐，下痢（腹鳴），
みぞおちのつかえと痛み，胃痛

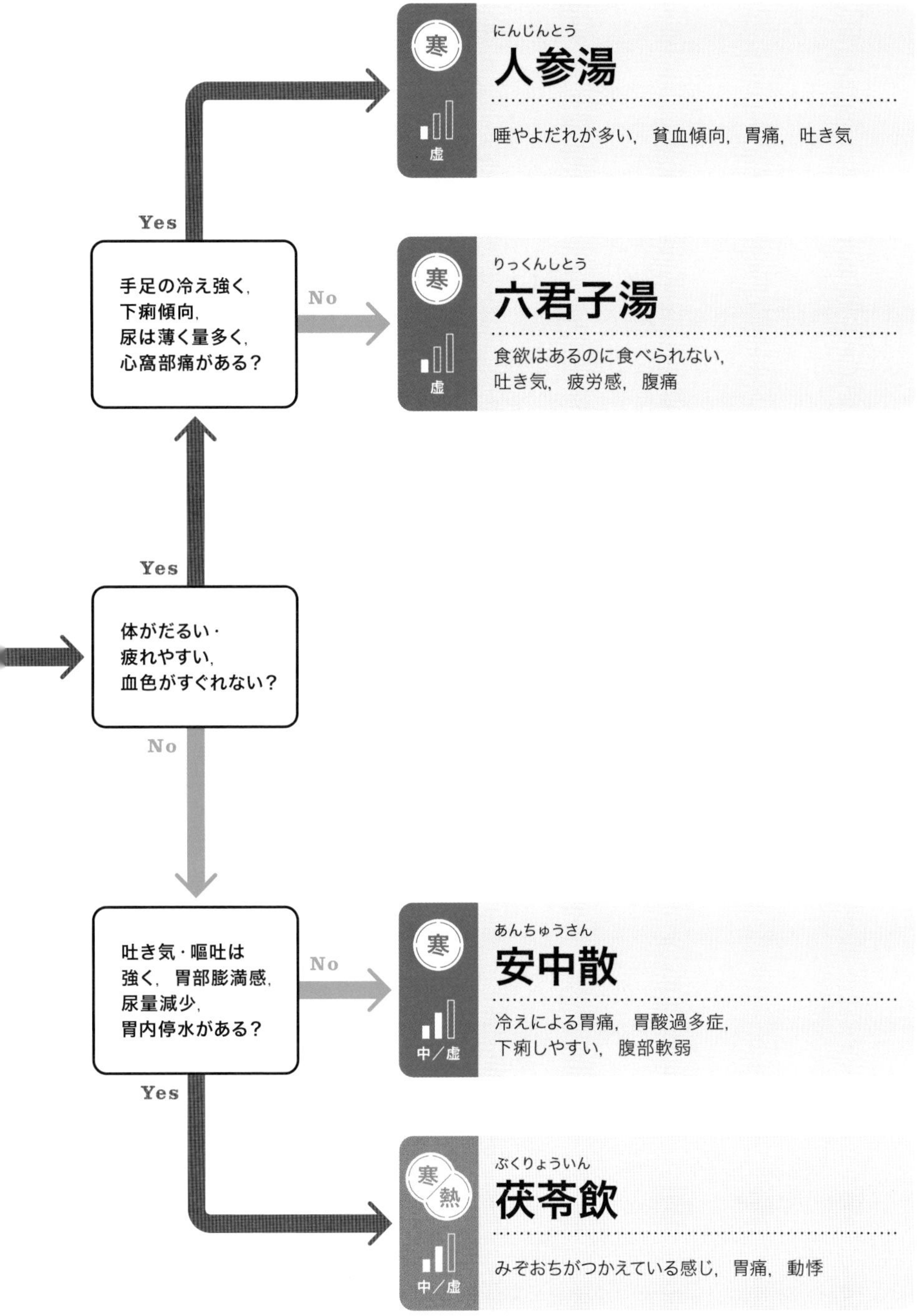
体がだるい・
疲れやすい,
血色がすぐれない？
Yes
手足の冷え強く,
下痢傾向,
尿は薄く量多く,
心窩部痛がある？
Yes
寒
虚
人参湯《にんじんとう》
唾やよだれが多い，貧血傾向，胃痛，吐き気
No
寒
虚
六君子湯《りっくんしとう》
食欲はあるのに食べられない，
吐き気，疲労感，腹痛
No
吐き気・嘔吐は
強く，胃部膨満感,
尿量減少,
胃内停水がある？
No
寒
中／虚
安中散《あんちゅうさん》
冷えによる胃痛，胃酸過多症,
下痢しやすい，腹部軟弱
Yes
寒
熱
中／虚
茯苓飲《ぶくりょういん》
みぞおちがつかえている感じ，胃痛，動悸

Case

21 嘔吐

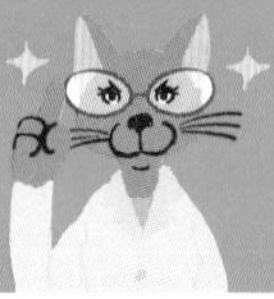

こんな人には受診勧奨を！

嘔吐の原因には，食べ過ぎ，二日酔い，食あたり，かぜ，つわりなどが考えられます．しかし，発熱や腹痛，痙攣など，ほかの症状もあるようでしたら，医師の受診も必要になります．

漢方では，嘔吐は飲食物を消化して小腸に送るはずの胃の「気」が，小腸とは逆に上に向かってしまうために起こる胃逆の症状（升向《しょうこう》）と考えられています．特に，二日酔いによる嘔吐（p.32 参照）には，「升向」の改善とともに，水分代謝を改善してアルコールを血中から排出させる必要があるため，「黄連《おうれん》解《げ》毒湯合《どくとうごう》五《ご》苓《れい》散《さん》」がよく効き，予防効果もあります．また，食べ過ぎ飲みすぎで嘔吐（升向）とともに下痢（降向）をしてしまう吐き下しの場合には，「半夏瀉心湯」がよいでしょう．

Start

体力低下で，冷えは強いが，めまいはない？

No

Yes

冷えや頭痛を伴う

寒

虚

呉茱萸湯《ごしゅゆとう》

食欲不振，腹痛，しゃっくり，月経痛，肩こり

めまい，
胃内停水など
「水滞・湿」
がある？

No →

「嘔吐や下痢の吐き下し」に繁用
（食べ過ぎ飲みすぎに）

寒 熱

半夏瀉心湯《はんげしゃしんとう》

食欲不振，下痢（腹鳴），みぞおちのつかえ

中

Yes ↓

口渇，
尿量減少がある？

No →

めまい，動悸，頭痛などを伴う

寒 熱

二陳湯《にちんとう》

胃もたれ，胃部不快感，湿痰の多い咳，不眠

中

Yes ↓

口渇・尿量減少・
めまいなどが
顕著であり，
水を飲むと一度に
大量に吐く？

No →

つわり，めまいや動悸を伴う

小半夏加茯苓湯《しょうはんげかぶくりょうとう》

軽い口渇，食欲不振，尿量減少

中

※少量ずつ冷服する

Yes →

二日酔い（p.32 参照）に繁用される

五苓散《ごれいさん》

むくみ，頭痛，下痢，発汗

中

Case

22 腹痛・胃痛

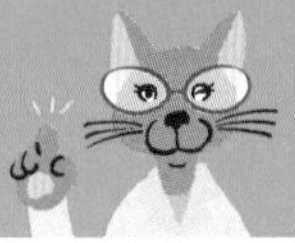

こんな人には受診勧奨を！

胃痛はストレスや暴飲暴食などが原因であることが多いですが，放置すると胃炎や胃潰瘍につながります．また，ほかの病気が隠れていることもあります．

腹痛はみぞおちのあたりが痛むことが多いです．これは胃や十二指腸，胆嚢，膵臓などの痛みを感じる神経が集まっているためで，特に胃痛によるものが多くなっています．ここでは胃や腸の痛みを中心にとりあげます．

胃痛の原因には，胃腸の弱い体質や病後，老化などがあります．また，冷えやストレス，暴飲暴食など胃腸を弱らせる生活習慣が関係する場合もあります．特に胃は肉体的・精神的なストレスを受けやすい臓器のため，心身に無理がかかると不調があらわれやすくなります．「安中散」はストレスが原因の場合にも使いやすい漢方となっています．

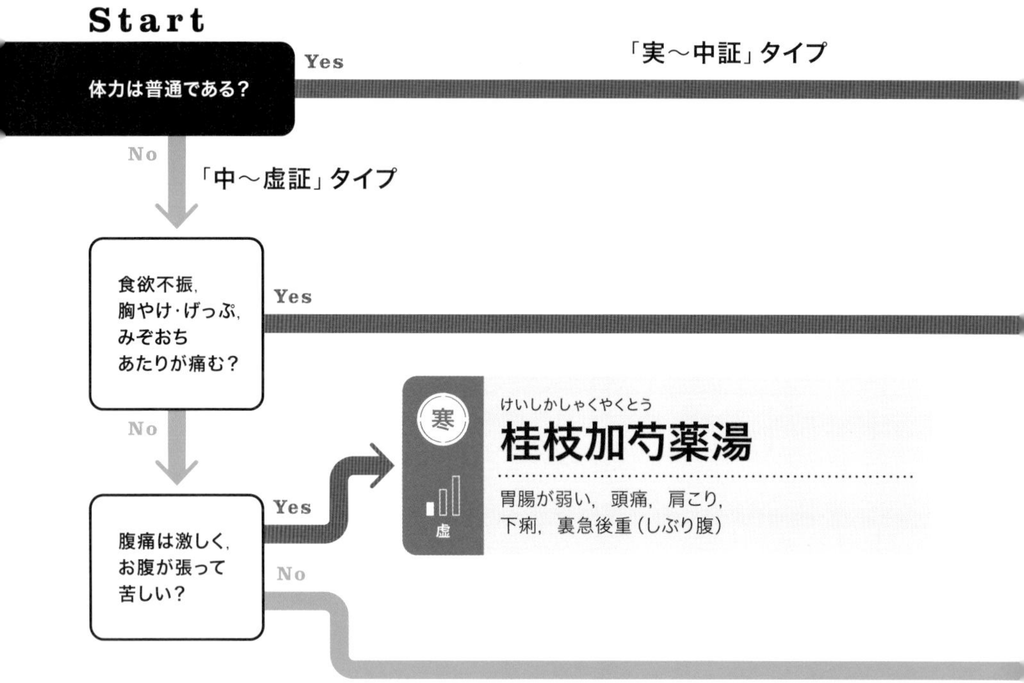

頓服的に使用（特に「証」にこだわらない）

芍薬甘草湯《しゃくやくかんぞうとう》

胃痙攣，腹直筋の緊張，腰痛，下肢痛，月経痛など

※急激な腹痛に頓服的に用いてもよい

尿の量が減っている，または口内やのどが渇く？

No →

寒 熱 実／中

黄連湯《おうれんとう》

食欲不振，胃部停滞感，吐き気，下痢もしくは便秘，口内炎

Yes →

寒 熱 中

胃苓湯《いれいとう》

激しい下痢，吐き気・嘔吐，お腹が張って苦しい

寒 中／虚

安中散《あんちゅうさん》

冷えによる胃痛，胃酸過多症，下痢，腹部軟弱

寒 虚

大建中湯《だいけんちゅうとう》

下腹部の冷え，腸蠕動の異常，腹壁軟弱，下痢もしくは便秘

Case
23 下痢

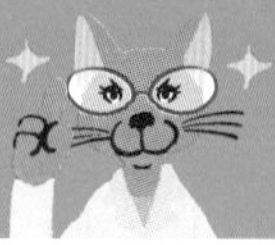

こんな人には受診勧奨を！

感染性の急性下痢の症状は，血便，発熱や腹痛，吐き気などを伴うのが特徴です．また，脱水などの症状があらわれると医療機関での治療が必要になります．

急性の下痢は，細菌やウイルスによる感染性の腸炎，薬物による中毒，食物アレルギーなどが原因で起こります．慢性の下痢では，がん，潰瘍性大腸炎，クローン病，甲状腺機能亢進症などが原因で下痢が続く場合があります．

漢方治療では，検査で特に原因となる異常がない場合の慢性の下痢が対象となります．下痢は胃腸の弱い「虚証《きょしょう》」の人に多く見られ，多くはお腹の冷えや，全身倦怠感を伴ったり，むくみの多い人にみられるようです．

なお，「裏急後重《りきゅうこうじゅう》」とは〝しぶり腹〞ともいい，腹痛があり，臭気便や血便が出て，残便感があり，トイレから出ても時間を置く間もなく腹痛が起こり，頻繁に便意を催すが出そうで出ない状態，または出てもしぶってスッキリ出ない状態を指します．

Start

比較的，寒がりか？
- Yes →「寒証」傾向
- No →「熱証」傾向

食欲不振が強いほうである？
- No → 五苓散《ごれいさん》（中）：口渇，尿量減少，頭痛，胃内停水，嘔吐
- Yes ↓

汗をかきやすい，口・のどが渇く？
- No → 半夏瀉心湯《はんげしゃしんとう》（寒／熱，中）：食欲不振，吐き気，腹鳴，みぞおちのつかえ
- Yes →

食欲不振は
強いほうである？

No

めまい，
口・のどが渇く，
手足の冷え，
動悸などある？

No

寒

桂枝加芍薬湯《けいしかしゃくやくとう》

虚

胃腸虚弱，裏急後重，腹痛，腹部膨満感

Yes

寒

真武湯《しんぶとう》

虚

腹痛，尿量減少，ふらつき，むくみ，腹鳴

Yes

多尿
（色は薄色）で，
口中唾液が多く，
冷えは強い？

Yes

寒

人参湯《にんじんとう》

虚

胃腸虚弱，寒邪により腹痛して下痢，吐き気

No

啓脾湯《けいひとう》

虚

消化器を強めて水分を除き下痢を止める，
消化不良，腹部軟弱

熱

清暑益気湯《せいしょえっきとう》

虚

夏バテ，ほてり，熱射病・日射病，尿量減少

Case

24 便秘

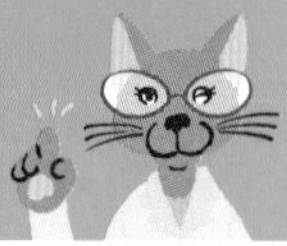

こんな人には受診勧奨を！

急に便秘になった場合，ほかの病気（糖尿病，腎疾患など）にかかっているサインかもしれません．いつもと体調が違うなど，気になることがあるか確認しましょう．

漢方では機能性便秘（検査などで異常やほかの病気がないもの）が対象となります．また，便秘は気血水のさまざまなバランスの乱れから起こると考えられています．

「大黄甘草湯」は代表的な方剤で，便秘以外に特に症状がなければ，まずはこれを使うのが一般的です．そのほかに使用できる方剤については，実証《じっしょう》と虚証《きょしょう》に分けて説明します．

実証では大黄《だいおう》とともに芒硝《ぼうしょう》という生薬を含む方剤がよく使われ，便の水分量を増やして軟らかくする作用があります．一方，虚証傾向には，大黄の刺激を和らげる生薬を配合して，腸を温めたり，潤したり，気力を上げたりして排便を促します．なお，虚証で大黄を含む方剤が使いにくい場合には，腸の働きを整える「大建中湯《だいけんちゅうとう》」などが用いられます（これは下痢にも用いられています）．また，「調胃承気湯」の瀉下効果を早くしてさらに作用を強めたい場合には，枳実《きじつ》・厚朴《こうぼく》を加えた「大承気湯《だいじょうきとう》」を用いるとよいでしょう．

Start

体力は普通である？

Yes → 「実証」タイプ

No → 「虚証」タイプ

皮膚は乾燥傾向，兎糞便（乾燥したコロコロ便）が多い？

No →

寒

桂枝加芍薬大黄湯《けいしかしゃくやくだいおうとう》

中／虚

病後の体力低下，腹部膨満，腹痛

Yes

一般的な使用（特に他に症状がない場合）

大黄甘草湯《だいおうかんぞうとう》

特に証にはこだわらないが，
できれば「寒虚証」には用いないほうがよい

不安・不眠，興奮など神経症を伴う？

→ No →

寒 熱 中

調胃承気湯《ちょういじょうきとう》

腹部膨満，腹痛，口や舌の乾燥，口臭

※大黄・芒硝を含む

→ Yes ↓

頭痛・めまい，月経異常など瘀血の症状がある？

→ Yes →

熱 実

桃核承気湯《とうかくじょうきとう》

赤ら顔，のぼせ，耳鳴り，肩こり，
イライラ，足が冷える

※大黄・芒硝を含む

→ No →

熱 実

三黄瀉心湯《さんおうしゃしんとう》

赤ら顔，充血（のぼせ，イライラ，出血），高血圧

皮膚の乾燥や，便の乾きの程度が強いほうである？

→ Yes →

中／虚

潤腸湯《じゅんちょうとう》

虚弱者，体力低下，糞塊を触れる，腹壁軟弱

→ No →

中／虚

麻子仁丸《ましにんがん》

高齢者，体力低下，多尿・頻尿，手足の冷え

Case
25 痔

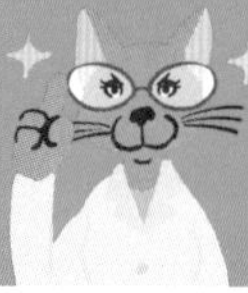

こんな人には受診勧奨を！

排便の際にあらわれる症状としては，出血や痛みなどが多く，これらは大腸ポリープや大腸がんの疑いもあります．不安を感じるようであれば思い切って早めに受診するよう伝えましょう．

痔は 3 種類に大別されます．「痔核《じかく》（いぼ痔）」と「裂肛《れっこう》（切れ痔）」は主な原因は便秘であり，膿が出る「痔瘻《じろう》」は細菌感染による膿の塊です．漢方では痔の原因を，便秘はもちろん，それに加えて瘀血《おけつ》や気虚《ききょ》も関係すると考えています．

便秘を繰り返す人は切れ痔が多く，肛門周辺に痛みや熱をもつためスムーズな排便が必要です．瘀血タイプの症状は刺すような痛みがあり，夜間に悪化する傾向があります．瘀血を治すことで肛門周辺の血行もよくなります．胃腸が弱く，気虚による痔は，胃腸を丈夫にする「補中益気湯」や「小建中湯」がよく合います．これは気力を補い，内臓を引き上げる作用もあるため，脱肛しやすいタイプに向いています．

Start

便秘がある？

Yes → 「血滞」が原因

No ↓

体力はある？

Yes → 「血滞」が原因

寒 熱

実／中

桂枝茯苓丸《けいしぶくりょうがん》

痔の痛み，冷えのぼせ，頭痛・肩こり

No → 「気滞」が原因

熱
実

桃核承気湯《とうかくじょうきとう》

赤ら顔，頭痛，イライラ，興奮

※大黄・芒硝を含む

Yes

のぼせ，肩こり，
耳鳴り，
手足の冷えなど
伴う？

No

熱
中

乙字湯《おつじとう》

痔疾（痔核の痛み，出血，裂肛，脱肛），
肛門や陰部のかゆみ

寒
虚

小建中湯《しょうけんちゅうとう》

胃腸虚弱，虚弱体質，口乾，手足のほてり

Yes

血色がすぐれず，
腹痛，冷え，
頻尿・多尿など
伴う？

No

寒 熱
虚

補中益気湯《ほちゅうえっきとう》

疲労倦怠感，食欲不振，寝汗，腹部軟弱

Case

26 頻尿・尿トラブル

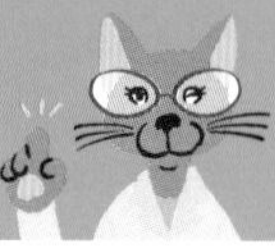

こんな人には受診勧奨を！

頻尿，残尿感などの尿路不定愁訴は，神経性の場合は漢方薬も効果はみられますが，細菌感染のような原因があって発症する場合もあるので注意を！

尿道炎や膀胱炎にしろ，その治療方針は頻尿や排尿痛，残尿感，尿の混濁などの排尿トラブルを主症状とする一連の症候群と考えて対処します．例えば，排尿痛や尿の混濁など膀胱炎的な症状を訴える場合には，「熱証」タイプに用いる方剤を使うとよいです．なお，どの漢方薬も頻尿に効果はありますが，各尿トラブルの特徴や症状を捉えることが大切です．

頻尿の原因には，過活動膀胱（尿が十分たまっていなくても，膀胱が自分の意思とは関係なく勝手に収縮してしまう疾患）が多くみられます．この原因はさまざまですが，加齢に伴う変化も関係して男女を問わず起こりやすく，特に夜間頻尿が多くなります．高齢者には「腎虚《じんきょ》」の方剤である「八味地黄丸」や「牛車腎気丸《ごしゃじんきがん》」などが用いられますが，のぼせる場合には「六味地黄丸《ろくみじおうがん》（六味丸《ろくみがん》）」に切り替えたほうがよいでしょう．

Start

寒がりですか？

No →「熱証」が主な特徴

Yes ↓「寒証」が主な特徴

夜間尿がある，口渇，足のむくみ，下肢の脱力感あり？

No →

寒 虚

苓姜朮甘湯《りょうきょうじゅつかんとう》

口渇はなく頻尿・多尿，腰・手足の冷え

Yes →

寒 虚

八味地黄丸《はちみじおうがん》

前立腺肥大などによる排尿異常によい，多尿または尿量減少

寒 熱

虚

清心蓮子飲《せいしんれんしいん》

排尿痛，残尿感，
胃腸障害とイライラなど神経症状を伴う

Yes

体がだるい，
体力は低下して
胃が弱く，
もたれる？

No

便秘がちで
体力は
とてもある？

Yes

熱

実

竜胆瀉肝湯《りゅうたんしゃかんとう》

排尿痛，残尿感，尿混濁，
尿が出にくい，こしけ・腟炎

No

口渇，下痢，
精神不安
などあり，
汗は出ない？

Yes

熱

猪苓湯《ちょれいとう》

排尿痛，残尿感，血尿，尿が出にくい，むくみ

No

中／虚

五淋散《ごりんさん》

尿意を催すが出が悪い，排尿痛，
残尿感，血尿，尿混濁

Case

27 めまい

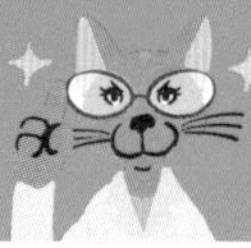

こんな人には受診勧奨を！

めまいは脳梗塞や脳出血のケースなどの命の危険があるケースがあります．片側の手足が動かない，ろれつが回らない，激しい頭痛といった症状を伴う場合は直ちに病院受診を！

めまいには，周囲がグルグル回るような回転性めまい（耳に原因が多い），体がふらつくような浮動性めまい（血圧，貧血，心身症などの原因もある），立ちくらみ（起立性低血圧などが原因）によるめまいなどがあります．めまいの原因は，主に「水滞《すいたい》」と考えられ，タイプによっては「血」や「気」の異常と捉えられる場合もあります．回転性めまいには「五苓散」や 2 つの生薬（沢瀉《たくしゃ》と白朮《びゃくじゅつ》）からなっている「沢瀉湯《たくしゃとう》」（OTC 医薬品のみ）がよく用いられます．浮動性めまいで冷えや下痢を伴う場合には「真武湯」がよく用いられます．「気」が原因の場合には，精神的ストレスが多く，本来，体の下に行くべき気が上に昇っていくため，頭痛やめまいを引き起こします．貧血で冷えが原因であれば「当帰《とうき》芍薬散《しゃくやくさん》」なども用いられます．

Start

体力低下して冷え症である？

Yes →

No ↓

口渇，尿量減少，吐き気・嘔吐，下痢などを伴う？

Yes → 「水滞」が主な原因

五苓散《ごれいさん》

中

むくみ，頭痛，汗をかきやすい

No ↓

「脾虚」が主な原因

寒

半夏白朮天麻湯《はんげびゃくじゅつてんまとう》

頭痛，動悸，手足の冷え，疲れやすい

虚

胃腸虚弱で吐き気・嘔吐などあり，みぞおちがつかえる？

Yes → 半夏白朮天麻湯

No ↓

「水滞」が主な原因

のぼせやすく，頭痛などあり，神経質である？

No → 真武湯

Yes → 苓桂朮甘湯

寒

真武湯《しんぶとう》

ふらつき，動悸，下痢・腹痛傾向，手足の冷え

虚

寒

苓桂朮甘湯《りょうけいじゅつかんとう》

立ちくらみ，動悸・息切れ，胃内停水，尿量減少

虚

「肝」の失調（ストレス）が主な原因

熱

釣藤散《ちょうとうさん》

頭痛，イライラ，のぼせ，高血圧傾向

中／虚

Case

28 耳鳴り

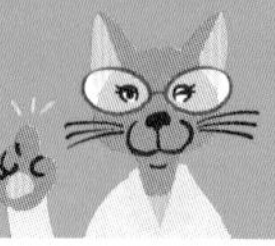

こんな人には受診勧奨を！

外耳炎や中耳炎，メニエール病などのほかに，高血圧や脳腫瘍，脳梗塞などの病気が原因の場合もあります．異常な耳鳴りだと感じたら，早めに受診を勧めましょう．

中国医学では「腎は耳に通じる」といわれており，また五行説の概念から「腎」は「肝」の経絡とも深いつながりがあるといわれています（肝腎同源）．そのため，慢性の耳鳴りは「腎」に異常が多く，急性の耳鳴りの場合は「肝」に異常が多いと考えられています．

腎の不調は水分代謝を通じて耳や大小便にも影響し，肝の不調は気のめぐりが悪くなることで精神的ストレスや情緒不安定を招きます．したがって，腎の機能を高め，また水分代謝の是正や気のめぐりをよくして，耳鳴りを改善します．なお，高血圧に伴う耳鳴りなどには「七物降下湯」や「釣藤散」が推奨されています．

Start

以前から，腹痛や排尿異常などもあり，耳鳴りが続いているか？

Yes → **慢性の難聴**（「腎」に異常が多い）

No → **急性の耳鳴り**（「肝」に異常が多い）

汗はかきやすく，動悸・精神不安などある？

Yes → 熱 / 実／中

柴胡加竜骨牡蛎湯《さいこかりゅうこつぼれいとう》

抑うつ，イライラ，不眠，頭痛，肩こり

No ↓

体質虚弱である？

No → 熱 / 中／虚

釣藤散《ちょうとうさん》

頭痛，めまい，肩こり，イライラ，高血圧傾向

Yes →

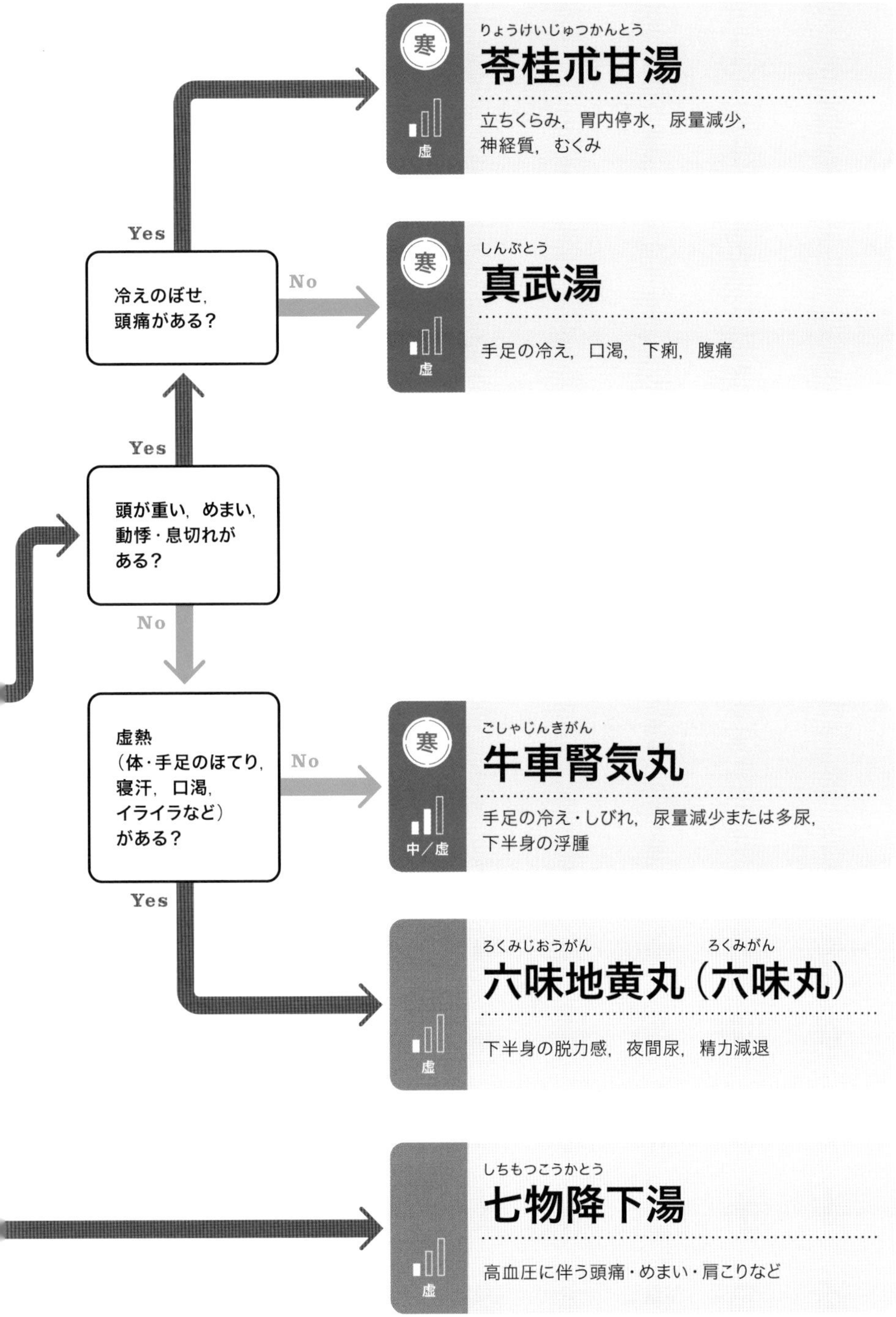
寒
苓桂朮甘湯《りょうけいじゅつかんとう》
立ちくらみ，胃内停水，尿量減少，神経質，むくみ
虚
Yes
冷えのぼせ，頭痛がある？
No
寒
真武湯《しんぶとう》
手足の冷え，口渇，下痢，腹痛
虚
Yes
頭が重い，めまい，動悸・息切れがある？
No
虚熱（体・手足のほてり，寝汗，口渇，イライラなど）がある？
No
寒
牛車腎気丸《ごしゃじんきがん》
手足の冷え・しびれ，尿量減少または多尿，下半身の浮腫
中／虚
Yes
六味地黄丸《ろくみじおうがん》（六味丸《ろくみがん》）
下半身の脱力感，夜間尿，精力減退
虚
七物降下湯《しちもつこうかとう》
高血圧に伴う頭痛・めまい・肩こりなど
虚

Case 29 月経痛・月経困難症

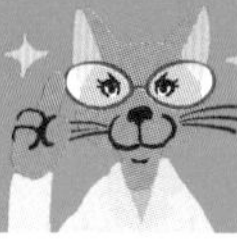

こんな人には受診勧奨を！

生理痛で寝込んでしまう，動くのもつらい，不正出血などあれば，病気が原因の場合もあります．一度，病院で検査をしましょう．

月経困難症（病変がない機能性の場合）は，生理の血液を排出するために子宮の収縮を促す物質であるプロスタグランジンの過剰分泌が主な原因であり，多くの月経困難症がこれにあたります．

症状のうちもっとも多いものが月経痛です．これは初経後 2〜3 年より始まって，腹痛や腰痛のほかに肛門周囲の痛みを覚えることもあります．月経痛時はつらく，貧血や倦怠感，頭痛，吐き気，精神的に不安定な状態（イライラ，不安，不眠，抑うつ）などのさまざまな症状がみられるため，症状に応じて漢方薬を用いましょう．なお，「桃核承気湯証」より瘀血《おけつ》が強く，頭痛，のぼせ，不眠，不安などの精神神経症状もより強い時には「通導散《つうどうさん》」を用いるとよいです．

Start

体力中等程度以上か？

Yes → 「実証」タイプ・瘀血の異常

No → 「虚証」タイプ

のぼせ，イライラ，発作性の熱感・発汗などがある？

Yes → 血虚＋肝の異常

寒 熱

中／虚

加味逍遙散《かみしょうようさん》

怒りっぽい，不眠，頭痛，肩こり，動悸

No → 血虚の異常

貧血傾向，胃内停水，めまい，動悸などがある？

No

Yes

頭痛，肩こり，耳鳴りや不安，不眠などの精神症状がある？

Yes →

熱　実

桃核承気湯《とうかくじょうきとう》

赤ら顔，月経時や産後の不安，のぼせ，めまい，手足の冷え

No →

熱　実

大黄牡丹皮湯《だいおうぼたんぴとう》

右下腹部痛，痔，動脈硬化，にきび

便秘傾向か？

Yes → 頭痛，肩こり，耳鳴りや不安，不眠などの精神症状がある？

No →

寒／熱　実／中

桂枝茯苓丸《けいしぶくりょうがん》

冷えのぼせ，肩こり，腰痛，帯下

寒　中／虚

温経湯《うんけいとう》

口唇の乾燥，手掌のほてり，手湿疹，足腰の冷え，肩こり

中／虚

当帰芍薬散《とうきしゃくやくさん》

足腰の冷え，むくみ，頭痛・頭重，肩こり

Case
30 更年期障害

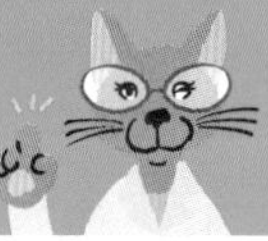

こんな人には受診勧奨を！

日常生活に支障をきたすほどに症状が重い場合を更年期障害といいますが，まずは，つらい症状が更年期障害によるものなのかどうか，診断を受けてください！

女性の更年期は，閉経前後に急激に起こる女性ホルモンの減少の影響で自律神経失調を伴いやすいのが特徴です．症状としては冷えやのぼせ，ホット・フラッシュ（急激にのぼせて顔が赤くなる），突然の発汗，動悸，イライラ，不安，不眠，集中力の低下などが更年期によくみられます．また，「血」の異常である血虚《けっきょ》（貧血傾向）や瘀血《おけつ》（血行不良）を伴う場合が多いです．

漢方では，心（こころ）の状態を「気」の異常，あるいは「肝」や「心」の失調と捉えて治療します．この際，個人の体質や症状に合わせて，歪《ひずみ》ができた心身のバランスをととのえるよう症状を改善することが大事です．

なお，不安症・抑うつ（p.52 参照）でも出てきた肝気鬱結《かんきうっけつ》による「柴胡加竜骨牡蛎湯」の神経症状と似ていますが，虚証《きょしょう》でのぼせなどがあれば「桂枝加竜骨《けいしかりゅうこつ》牡蛎湯《ぼれいとう》」を用いるとよいでしょう．

Start

体力は中等程度以上か？

No →

Yes ↓

不眠，抑うつ，些細なことが気になる？

No → 血滞の異常

寒 熱

実／中

桂枝茯苓丸《けいしぶくりょうがん》

冷えのぼせ，イライラ，頭痛，腰痛，月経異常

Yes →

寒

中／虚

温経湯《うんけいとう》

口唇の乾燥，手掌のほてり，
不眠，不安，腹痛，皮膚の荒れ

No

貧血傾向，
めまい，動悸，
胃内停水
などがある？

Yes

中／虚

当帰芍薬散《とうきしゃくやくさん》

頭痛・頭重，むくみ，肩こり，足腰の冷え

No

血虚の異常

「肝」または「心」の失調

のぼせ，
イライラ，
発作性の熱感・
発汗などがある？

Yes

寒／熱

中／虚

加味逍遙散《かみしょうようさん》

怒りっぽい，不眠，頭痛，肩こり，動悸

Yes

「肝」または「心」の失調

生理痛・
月経異常や
冷えがある？

No

寒／熱

虚

甘麦大棗湯《かんばくたいそうとう》

神経過敏，ヒステリー，あくび，ひきつけ

気滞（気逆）の異常

熱

実／中

柴胡加竜骨牡蛎湯《さいこかりゅうこつぼれいとう》

精神不安，イライラ，のぼせ，動悸，肩こり

Case

31 腰痛・下肢痛

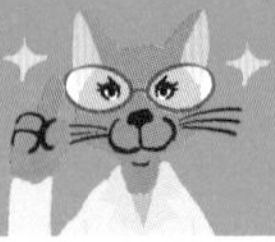

こんな人には受診勧奨を！

腰痛・下肢痛の原因には，神経障害や心因性によるもの，内臓疾患などがあります．軽い痛みでも，6週間以上続く場合は病院での検査が必要です．

腰痛は多くの人が訴える症状であり，高齢になるとますます増えます．腰椎で神経が圧迫され，坐骨神経などの下肢痛を伴うこともあります．高齢者は「腎虚」が要因であることが大半で，そこに冷えを伴うことが多いです．そのため，附《ぶ》子《し》を含む「八味地黄丸」や「牛車腎気丸《ごしゃじんきがん》」は，体を温めて痛みを取る効果があるためよく用いられます．また，「瘀血《おけつ》・血虚《けっきょ》」「水滞《すいたい》」が要因であることもあります．なお，「八味地黄丸証」より排尿障害（尿量減少・夜間尿），浮腫，腰痛・下肢痛などが顕著である場合は「牛車腎気丸」を用いるとよいでしょう．

また，寒冷や湿気による腰痛や頭痛には「五積散《ごしゃくさん》」もよく用いられます．

Start

体力が人並み以上で，のぼせや頭痛，肩こりなどがある？

No →

Yes ↓ 「瘀血」が主な原因

便秘傾向，不安・不眠などの精神神経症状がある？

Yes → 熱 **桃核承気湯《とうかくじょうきとう》**（実）
赤ら顔，めまい，イライラ，足の冷え

No → 寒 熱 **桂枝茯苓丸《けいしぶくりょうがん》**（実／中）
冷えのぼせ，めまい，神経痛，しびれ

のどが渇く，
頻尿・多尿・夜間尿，
腰から下の
脱力感がある？

Yes

「腎虚」が主な原因

寒

虚

八味地黄丸《はちみじおうがん》

神経痛，(手足の) しびれ・痛み・冷え，足のむくみ

No

手足の冷え・しびれ，
汗をかきやすく，
のぼせなどある？

Yes

「水滞」が主な原因

寒

虚

桂枝加朮附湯《けいしかじゅつぶとう》

関節痛，神経痛，筋肉痛，肩こり，ときに下痢

No

「血虚」が主な原因

寒

中

疎経活血湯《そけいかっけつとう》

関節痛，神経痛，筋肉痛，
筋肉のひきつり，浮腫の傾向

頓服的 (症状がつらい時にその都度) に使用可能

芍薬甘草湯《しゃくやくかんぞうとう》

骨格筋・内臓平滑筋の痙攣と痛み，こむら返り，
月経痛，腹痛，胃痙攣，腹直筋の緊張

Case

32 関節痛・腫れ

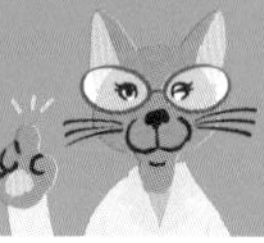

こんな人には受診勧奨を！

関節痛や腫れは関節リウマチをはじめ，痛風や感染症，更年期障害などのほかの疾患が原因で生じることもあります．症状が続くなら受診を促しましょう．

関節の痛みや腫れは，主に外邪《がいじゃ》の「風・湿・寒（冷）」によって侵される病気です．さらにこれらの外邪により水滞《すいたい》が生じ，気や血の流れも滞り，痛みや腫れを引き起こすことになります．もちろん，外邪は1つではなく，2つや3つなど複数の外邪に同時に侵されることが多です．

特に膝の痛みは，肥満や水分代謝が悪く「湿」による要因が大きくなります．また，冷えは筋肉を縮めるため，患部の血流を悪くします．つまり，太っている人ほど負担は大きく，水太りの人には水分代謝を促すことが大切です．

関節が熱をもっている場合には「越婢加朮湯」を勧めましょう．また，関節症状が「麻杏薏甘湯証」よりも一層顕著で慢性化している場合は，「薏《よく》苡《い》仁湯《にんとう》」を用いるとよいです．なお，基本的には，肩こりや五十肩である肩関節痛・肩関節周囲炎（p.94参照）にもこのフローチャートは応用できます．

Start

体力は中等度または以下である？

Yes →

No ↓

「湿」の要因がつよい

頭痛・頭重，汗をかきやすい，口・のどが渇く？

Yes →

熱

越婢加朮湯《えっぴかじゅつとう》

実／中

下肢の浮腫・痛み，尿量減少，湿疹

No →

汗をかきやすい，尿量減少？

Yes →「湿」の要因がつよい

腰・体が重い，肥満傾向，下肢がむくむ？

No →

寒

虚

桂枝加朮附湯《けいしかじゅつぶとう》

手足の冷え・しびれ・痛みを伴う疼痛，のぼせ

Yes →

中／虚

防已黄耆湯《ぼういおうぎとう》

水太り，筋肉軟弱，尿量減少，疲れやすい

No →「湿」と「血虚」の要因がつよい

体力は普通，冷えにより痛みが増悪すること多い，また起床時に疼痛が著しい？

Yes →

寒

中

疎経活血湯《そけいかっけつとう》

筋肉のしびれ，坐骨神経痛，腰痛，浮腫の傾向

No →

寒

虚

大防風湯《だいぼうふうとう》

関節が冷たい，筋肉の萎縮，体力衰弱，貧血

寒

実／中

麻杏薏甘湯《まきょうよくかんとう》

関節・神経・筋肉痛，いぼ・肌荒れ，のぼせ

Case

33 肩こり

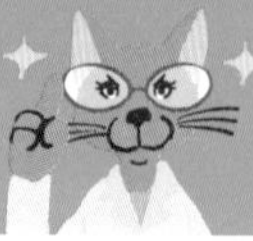

こんな人には受診勧奨を！

生活習慣を見直し，マッサージや適度な体操を続けても治らず，息切れ，頭重，吐き気などほかの症状がある場合には，受診して医師に症状を伝えましょう．

肩こりは「瘀血《おけつ》」で起こる場合，「気滞《きたい》」で起こる場合，「風湿の外邪《がいじゃ》」によって起こる場合の 3 つが多いようです．

「瘀血」によるものは肩から首の筋肉の血行が悪くなり，強い肩こりを起こします．この場合，軽く揉んだだけでも痛みを感じてしまいます．「気滞」によるものはストレスの要因が大きく，イライラしたり緊張しやすい人に起こりやすいです．また，頭痛や憂うつ感を伴うこともあります．「風湿」による場合は，感冒や首のすじ違えなどによって起こる肩こり，むち打ちなどの頸椎症《けいついしょう》なども含まれます．なお，基本的には肩こりは肩関節痛であるため，関節痛・腫れ（p.92 参照）に使われる方剤も応用できます．

Start

動悸，めまい，月経異常，しみ・肌荒れなど，「血」の異常がみられる？

Yes →

No ↓

のぼせやすい，汗をかきやすい，手足が冷える？

Yes → 「風・湿」の要因がつよい

寒

けいしかじゅつぶとう

桂枝加朮附湯

虚

神経痛，手のこわばり，胃腸虚弱，尿量減少

No ↓

むくんだりなどの水毒体質，やや胃腸が弱い，筋肉にしまりがない？

Yes →

No →

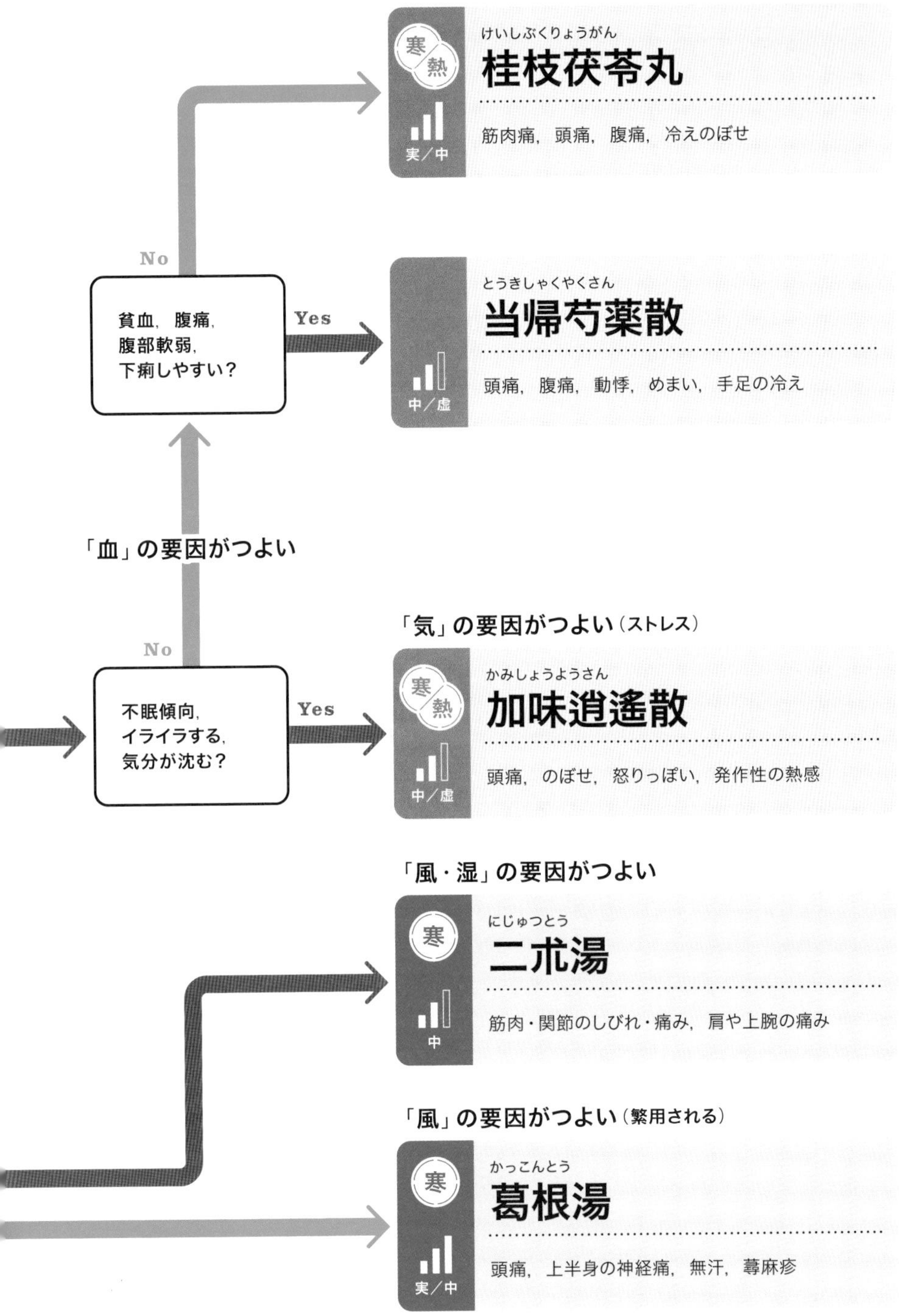
寒
熱
桂枝茯苓丸《けいしぶくりょうがん》
実／中
筋肉痛，頭痛，腹痛，冷えのぼせ
No
貧血，腹痛，
腹部軟弱，
下痢しやすい？
Yes
当帰芍薬散《とうきしゃくやくさん》
中／虚
頭痛，腹痛，動悸，めまい，手足の冷え
「血」の要因がつよい
「気」の要因がつよい（ストレス）
No
不眠傾向，
イライラする，
気分が沈む？
Yes
寒
熱
加味逍遙散《かみしょうようさん》
中／虚
頭痛，のぼせ，怒りっぽい，発作性の熱感
「風・湿」の要因がつよい
寒
二朮湯《にじゅつとう》
中
筋肉・関節のしびれ・痛み，肩や上腕の痛み
「風」の要因がつよい（繁用される）
寒
葛根湯《かっこんとう》
実／中
頭痛，上半身の神経痛，無汗，蕁麻疹

Case

34 こむら返り

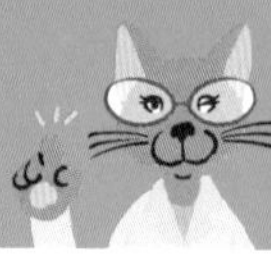

こんな人には受診勧奨を！

椎間板ヘルニア，動脈硬化，腎不全，糖尿病，メタボリックシンドローム，肝硬変，熱中症，甲状腺機能低下，妊娠などの方は注意を！

「こむら返り」とは，ふくらはぎや足の裏，ふとももの筋肉などが突然強く痙攣して痛みが出ることをいいます．ふくらはぎ（腓：こむら）に多いことから，こむら返りという名前が付いており，“足がつる”ともいいます．漢方では，足の痙攣には「芍薬甘草湯」が昔からよく用いられています．

芍薬甘草湯は急性の痛みに用いられる漢方薬で，横紋筋と平滑筋のどちらの筋肉の収縮も緩める働きがあり，効果が早いです．横紋筋については筋弛緩薬と同等，平滑筋については抗コリン薬（ブスコパン® など）と同程度の効果があります．こむら返りの場合は，特に証にこだわらずに用いてもよいとされています．飲むとすぐに効果が出るため，足がつりやすい人は常備しておくとよいでしょう．

しかし，この漢方薬には「甘草《かんぞう》」という生薬が多く含まれており，脱力感やむくみ，血圧の上昇などの副作用が起こるおそれがあります．そのため，長期的な服用，あるいはほかの漢方製剤との併用で甘草が重複する場合には注意することが大切です．その副作用について次に記載いたします．なお，全身の組織や器官に栄養を与えるものを「血《けつ》」と呼びますが，こむら返りの原因はこの「血」が不足している状態の「血虚《けっきょ》」にあると考えられていることから，長期的な使用の場合には，甘草の含まれない血虚の基本方剤である「四物湯」を試すのもよいかもしれません．

「虚実」は無視して疼痛と痙攣などを目標に使用する．

芍薬甘草湯《しゃくやくかんぞうとう》

骨格筋・内臓平滑筋の痙攣と痛み，
筋肉・関節痛，腹痛・胃痛，
胆石痛，しゃっくり

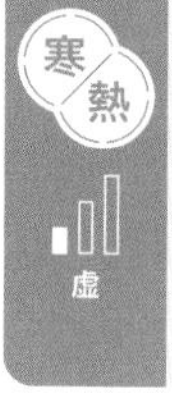

四物湯《しもつとう》

貧血，皮膚の乾き，しみ，
冷え症，しもやけ，月経不順

※頓服的および短期間であれば，「病性」もこだわる必要はない．

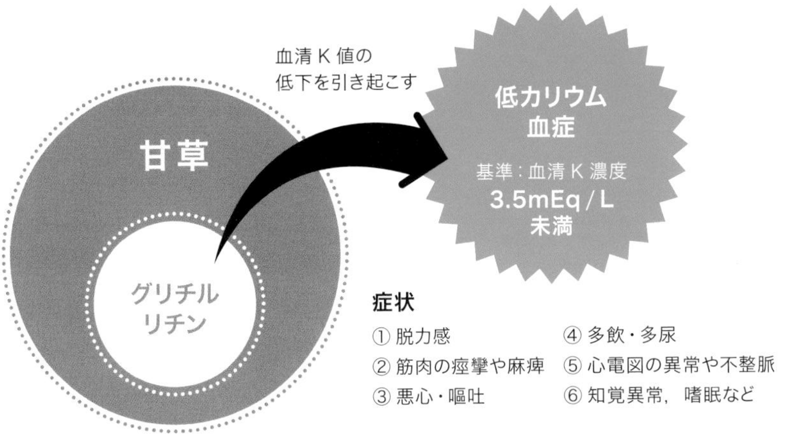

図　**低カリウム血症**

甘草の副作用

長期投与（通常 2～3ヵ月以上）の場合には有害作用が出る可能性が高まることから，その方剤の特性をよく把握することが大切です．その有害作用の出やすい漢方の一つが芍薬甘草湯です．芍薬甘草湯の添付文書には，このような記載があります．

> 用法および用量に関連する使用上の注意：
> 本剤の使用にあたっては，治療上必要な最小限の期間の投与にとどめること．

漢方製剤のなかで最も甘草の量が多く含まれるのが芍薬甘草湯です．さらに甘草はほかの漢方製剤にも多く含まれており，実に漢方製剤の 70％以上に甘草が含まれています．したがって，漢方製剤の併用や合方となった場合，患者さんが摂取する甘草の量はもっと増えることになります．

甘草の成分の一つであるグリチルリチンには，血液中のカリウム（K）を排泄し，ナトリウム（Na）や水分を体内に溜め込む作用があります．そのため，過量摂取すると低カリウム血症（図）やむくみ・高血圧・手足の痺れなど，いわゆる偽アルドステロン症と呼ばれる有害作用を引き起こす起こす恐れがあります．

ゆえに，1978 年 2 月 13 日に厚生省薬務局長より，「グリチルリチン酸，その塩類，甘草またはそのエキス剤を含有する医薬品の取扱いについて」が通知され，添付文書に上記のような使用上の注意が明記されたわけです．

第IV章

漢方方剤一覧

第III章に登場する
漢方薬を解説します

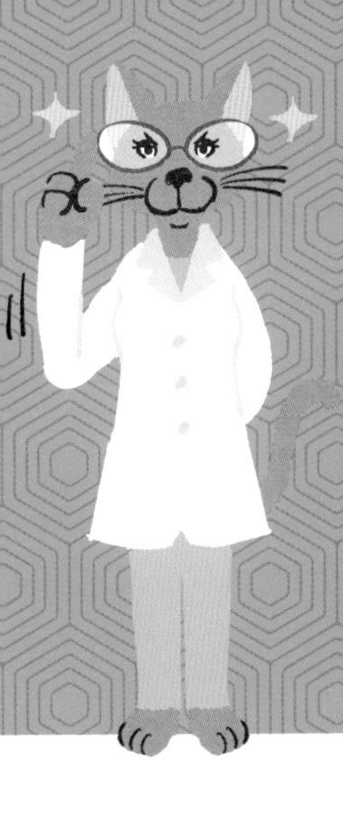

漢方方剤一覧

安中散（あんちゅうさん）

胃寒の疼痛，胃酸過多

病性	病勢	外邪			気・血・水			病向		帰経
寒	中・虚	湿	冷	風	気虚		水滞	升	収	脾・心・肺

冷えや寒冷の飲食物で発生する平滑筋の緊張や痙攣（気滞）による上腹部痛で，腹部膨満，悪心，嘔吐，胸やけ，呑酸《どんさん》などの症状に適する．また，冷えによる月経痛，下腹部痛，脇痛などにも効果があり，温める鎮痛薬として他剤と併用することも多い．

君薬 桂皮《けいひ》　**臣薬** 延胡索《えんごさく》

胃苓湯（いれいとう）

寒湿の外邪による胃腸障害

病性	病勢	外邪			気・血・水			病向		帰経
寒・熱	中	湿			気滞		水滞	升	収	脾

水様性の下痢・腹痛・嘔吐などに用いる．平胃散《へいいさん》と五苓散《ごれいさん》の合方《ごうほう》．普段から水滞傾向の人が急性胃炎や暑気あたり，食あたりなどを起こして，水様性の下痢を呈する症状に適している．

君薬 蒼朮《そうじゅつ》・茯苓《ぶくりょう》　**臣薬** 厚朴《こうぼく》・猪苓《ちょれい》

温経湯（うんけいとう）

下焦虚寒《げしょうきょかん》，瘀血《おけつ》と血虚

病性	病勢	外邪			気・血・水			病向		帰経
寒	中・虚	燥	冷		気虚	血		両	収	肝

現代医学的には，主として骨盤内（下焦）の循環が障害され（動脈側の循環不良を虚寒，静脈側のうっ滞を血瘀《けつお》という），全身的な栄養障害（血虚）や自律神経失調，異化作用亢進（身体の筋や脂肪組織を分解してエネルギー源を得なければいけない状態）が生じたものと考えられる．虚寒とは虚証かつ寒のあることで，陽気が不足して体を温めることが出来ない状態を示す．本剤は体内の寒を温めて，痛み（瘀血）を去り，栄養障害（血虚）を改善する．

君薬 桂皮《けいひ》・呉茱萸《ごしゅゆ》　**臣薬** 当帰《とうき》・川芎《せんきゅう》・芍薬《しゃくやく》

越婢加朮湯（えっぴかじゅつとう）

風水《ふうすい》

病性	病勢	外邪			気・血・水			病向		帰経
熱	実・中	湿		風			水滞	升	収	腎・肺・脾

風水とは急性の浮腫を示す．一般に急性の浮腫と尿量減少を伴う時に越婢湯《えっぴとう》を用いるが，さらに浮腫が強い時には健脾利水の蒼朮《そうじゅつ》を加えて（本剤），組織内の水分を血中にひきこみ利尿効果を高める．初期に発熱，悪風《おふう》（肌の陽気が低下しているため，風にあたると寒気を感じること），咽痛，咳嗽などを伴うことが多い．実証の風水には本剤を用い，気虚の風水には防已黄耆湯《ぼういおうぎとう》を用いる．麻黄《まおう》・石膏《せっこう》の組み合わせは「発汗」ではなく「利尿」にまわる．

君薬 麻黄　**臣薬** 石膏

黄耆建中湯（おうぎけんちゅうとう）

脾胃虚寒《ひいきょかん》

病性	病勢	外邪			気・血・水			病向		帰経
寒	虚	燥		風	気虚	血虚		降	散	脾・心・肺

小建中湯《しょうけんちゅうとう》証（脾胃虚寒：消化機能低下と冷え）に，寝汗，自汗，疲れやすい，食欲不振などの気虚の程度が強い場合に用いる．小建中湯に黄耆《おうぎ》を加えたものであり，黄耆は肉芽形成を促進し潰瘍の癒合を促進することから，胃・十二指腸潰瘍があり気虚を示す場合に適している．

君薬 黄耆・膠飴《こうい》　**臣薬** 甘草《かんぞう》

黄連解毒湯（おうれんげどくとう）

三焦《さんしょう》の実火《じっか》

病性	病勢	外邪			気・血・水			病向		帰経
熱	実・中	湿	火				水帯	升	散	脾・心・肺・腎

実火（熱盛，実熱）とは炎症症状を指し，三焦の実火とは全身の炎症を意味する．本剤は炎症と充血を伴う諸症を治す効果があり，構成生薬すべてが消炎・解熱作用をもつことから，冷服が望ましい．また，本剤は熱を「利尿」として取り，類似薬の三黄瀉心湯《さんおうしゃしんとう》は熱を「便」として取る．

君薬 黄連《おうれん》　**臣薬** 黄芩《おうごん》

黄連湯（おうれんとう）

脾胃不和《ひいふわ》，腹痛

病性	病勢	外邪			気・血・水			病向		帰経
寒・熱	実・中	湿		風	気虚			升	収	脾・心・肺

悪心や嘔吐，しゃっくり，みぞおちのつかえなどの胃の機能状態の失調に加え，腹鳴や下痢などの脾の機能状態の失調を伴う場合を脾胃不和という．あまり体力にこだわることなく，一般的な胃腸疾患による病態に用いてよい．本剤は半夏瀉心湯《はんげしゃしんとう》の構成生薬である黄芩《おうごん》の代わりに桂皮《けいひ》（血行促進，鎮痛，健胃）が入っているだけの違いで，冷えによる腹痛がある時には本剤がよく，補性もあるので比較的長期に使用できる．升症状よりも収症状に適する．

君薬 黄連《おうれん》　**臣薬** 乾姜《かんきょう》・桂皮・半夏《はんげ》

乙字湯（おつじとう）

下陥《げかん》

病性	病勢	外邪			気・血・水			病向		帰経
熱	中		火			血		両	収	脾・心・肺

下陥とは脱肛，痔核の脱出のことを指す．脱肛，痔核の脱出があり，そこに疼痛や炎症，出血などを伴う場合に用いる．炎症を鎮め血流を改善し，脱肛をあげると同時に便秘に対応する．また，肛門や陰部の疼痛，瘙痒にも用いられる．外痔核でうっ血がある時には桂枝茯苓丸《けいしぶくりょうがん》を合方《ごうほう》する．また，血栓ができて腫れて痛みが強い時には麻杏《まきょう》甘石湯《かんせきとう》または五虎湯《ごことう》を合方するとよい．

君薬 柴胡《さいこ》　**臣薬** 升麻《しょうま》

葛根湯（かっこんとう）

表寒・表実，項背強

病性	病勢	外邪			気・血・水			病向		帰経
寒	実・中	燥		風				両	収	腎・肺・脾

感染症の初期にみられる悪寒や発熱，頭痛，身体痛（表寒），無汗（表実），さらに項背部のこわばりを伴うものに用いる．なお，頭痛や肩こりなど，悪寒や発熱がない時にも用いてよい．

君薬 葛根《かっこん》　**臣薬** 麻黄《まおう》

葛根湯加川芎辛夷（かっこんとうかせんきゅうしんい）

鼻閉，鼻汁

病性	病勢	外邪			気・血・水			病向		帰経
寒	実・中	燥		風			水滞	升	収	腎・肺

葛根湯の適応に辛夷《しんい》の通竅《つうきょう》の効能（鼻閉の改善）と，排膿・活血・理気作用がある川芎《せんきゅう》の効能を利用して，鼻閉・鼻汁の改善を目標に使用する．副鼻腔炎にも応用できる．

君薬 葛根《かっこん》　臣薬 麻黄《まおう》

加味帰脾湯（かみきひとう）

心脾両虚《しんひりょうきょ》，肝鬱化火《かんうつかか》，脾不統血《ひふとうけつ》

病性	病勢	外邪			気・血・水			病向		帰経
	虚	湿	火		気	血虚		升	散	脾・腎

心血虚に脾気虚が加わった症状に対し帰脾湯《きひとう》を用いる．さらに，のぼせやほてり，イライラなどの熱証（肝鬱化火）を伴うときに用いる．また，皮下出血や不正性器出血などの慢性出血傾向（脾不統血）がある場合にも用いられる．本剤は帰脾湯に柴胡《さいこ》と山梔子《さんしし》を加味した方剤である．肝気鬱結《かんきうっけつ》が続き，情緒系抑うつ・自律神経系の緊張から興奮状態を呈し，さらに異化作用を亢進して熱証（イライラ・顔面紅潮など）を呈することを肝火《かんか》旺《おう》といい，その過程を肝鬱化火という．

君薬 竜眼肉《りゅうがんにく》・黄耆《おうぎ》・人参《にんじん》　臣薬 酸棗仁《さんそうにん》・当帰《とうき》・白朮《びゃくじゅつ》・茯苓《ぶくりょう》

加味逍遙散（かみしょうようさん）

気血両虚，肝脾不和《ひいふわ》，肝鬱化火《かんうつかか》

病性	病勢	外邪			気・血・水			病向		帰経
寒・熱	中・虚	湿		風	気滞	血	水滞	升	収	肝

逍遙散証（気血両虚の肝気鬱結・肝脾不和）に，イライラ・怒りっぽいなどの心肝火旺《しんかんかおう》を伴う場合に使用する．食欲不振，疲労感，息切れなど消化器系の機能低下（脾気虚）と，不眠，多夢，頭がふらつく，手足のしびれ感など栄養不良状態（血虚）に，イライラ，怒りっぽい，のぼせ，ほてりなど自律神経系の興奮による異化作用の亢進（肝鬱化火）を伴う場合に用いる．また，肝鬱化火により，消化器（脾）に障害がおよぶものを肝脾不和といい，腹痛，腹鳴，下痢などの症状を示す．

君薬 柴胡《さいこ》・当帰《とうき》・芍薬《しゃくやく》　臣薬 白朮《びゃくじゅつ》・茯苓《ぶくりょう》・生姜《しょうきょう》

甘麦大棗湯（かんばくたいそうとう）

臓躁《ぞうそう》，心血虚《しんけっきょ》

病性	病勢	外邪			気・血・水			病向		帰経
寒・熱	虚	燥		風	気滞			升	散	心・肝

臓躁とはヒステリー様の症候を示す．本剤は臓躁に心血虚と軽度の脾虚が加わったものである．不眠，不安感，驚きやすい，健忘など（心血虚）に，食が細い，あくびなど（軽い脾虚）を伴う．時には痙攣，意識喪失をきたす場合もある．ヒステリー，夜泣き，ひきつけ，不安，不眠などの精神興奮がはなはだしく，理由なく泣き悲しみ，狂躁状態になったり，急に笑い出したり，しきりにあくびをしたりする場合に用いる．病向の「升・散」はヒステリー，チック，ノイローゼ，躁うつ病の症状を示す．

君薬 小麦《しょうばく》　**臣薬** 甘草《かんぞう》

桔梗湯（ききょうとう）

肺熱《はいねつ》

病性	病勢	外邪			気・血・水			病向		帰経
寒・熱	実・中・虚	燥	火	風				升		肺・心・肝

肺熱とは肺や気道の炎症を示す，本剤は扁桃，咽喉，気道の炎症に補助薬として用い，咳嗽，喀痰，咽痛，嗄声などに他薬と配合して服用する．声の枯れや粘っこい痰などの症状を気管の分泌を促進して去痰し，排膿に働く．一般に，虚・実にかかわらず，咽・喉頭部の炎症で疼痛，腫脹，発赤がある場合に用いる．

君薬 桔梗《ききょう》　**臣薬** 甘草《かんぞう》

帰脾湯（きひとう）

心脾両虚《しんひりょうきょ》

病性	病勢	外邪			気・血・水			病向		帰経
寒	虚	湿			気虚	血虚		升	散	脾

不眠，多夢，動悸，健忘，不安感などの大脳や中枢神経系の異常，心臓の拍動による循環機能の異常を心血虚という．そこに，疲れやすさや食欲不振，軟便など消化器系の機能低下である脾気虚が加わったものが本剤の証である．なお，皮下出血や不正性器出血などの慢性反復性出血傾向（脾不統血《ひふとうけつ》）を伴うことも多い．本剤の証は心血虚・脾気虚であるが，心血虚・肺気虚に虚寒があれば人参養栄湯《にんじんようえいとう》の証（p. 125参照）となる．血の生成は脾，運搬は心，貯蔵は肝が主に行う．血は全身に栄養を与え，精神活動を支える物質である．

君薬 竜眼肉《りゅうがんにく》・黄耆《おうぎ》・人参《にんじん》　**臣薬** 酸棗仁《さんそうにん》・当帰《とうき》・白朮《びゃくじゅつ》・茯苓《ぶくりょう》

銀翹散（ぎんぎょうさん）

表熱（風熱の表証）

病性	病勢	外邪			気・血・水			病向		帰経
熱	実		火	風				升	収	肺・肝・心

体表から風邪と熱邪が侵入して，軽い悪風《おふう》，高熱，のどの痛み・発赤・腫れなどの症状を呈する（表熱）．さむけのあるかぜに葛根湯《かっこんとう》が効くのに対し，さむけはほとんどなく，のどが痛いタイプには銀翹散などが適している．のどが腫れて痛い，のどが渇いて冷たいものが飲みたい，熱が高い，鼻水や痰が黄色い，尿の色が濃いなどの症状に用いられる．また，銀翹解毒散《ぎんきょうげどくさん》は，本剤に羚羊角《れいようかく》を配合することで解熱効果を強めた処方になっている．

君薬 金銀花《きんぎんか》・連翹《れんぎょう》　**臣薬** 薄荷《はっか》・荊芥《けいがい》・桔梗《ききょう》・牛蒡子《ごぼうし》

駆風解毒散（くふうげどくさん）

風熱，咽喉の腫痛（炎症）

病性	病勢	外邪			気・血・水			病向		帰経
熱	実		火	風				升	収	肺・肝

本剤は，虚実・寒熱に関わらず使用でき，扁桃炎，扁桃周囲炎に用いられる．銀翹散《ぎんぎょうさん》は，のどの痛みを主に，発熱や口渇があり，さむけのないかぜの初期に用いるが，さらに，のどの炎症や痛みが強い場合には本剤を用いる．また，のどの痛みだけなら桔梗湯《ききょうとう》を使用するのがよい，のどの痛みでも熱感が強いタイプには本剤が適している．牛蒡子《ごぼうし》・連翹《れんぎょう》で清熱解毒《せいねつげどく》の効力を増強し，咽喉の腫痛を抑え，さらに牛蒡子・桔梗《ききょう》で風熱を疏散させ，石膏《せっこう》で熱を冷ます．応用として，咽頭炎，喉頭炎，扁桃炎，口内炎など，咽頭アレルギーに特効がある．**君薬** 牛蒡子・連翹　**臣薬** 桔梗・石膏

荊芥連翹湯（けいがいれんぎょうとう）

血虚《けっきょ》・血熱《けつねつ》の加減方

病性	病勢	外邪			気・血・水			病向		帰経
熱	中	燥	火	風		血虚		升	収	肺・肝・脾

本剤は清熱瀉火《せいねつしゃか》の黄連解毒湯《おうれんげどくとう》と補血の基本処方である四物湯《しもつとう》の合方《ごうほう》である温清飲《うんせいいん》を基本にしているため，血虚と血熱を併せもつ病態に用いられる．つまり，本剤は温清飲を基本にした体質改善薬で，耳，鼻，咽喉，肺の慢性炎症を目的としている．皮膚の色が浅黒く，手足の裏に汗をかき，神経質で腹直筋が緊張して過敏な患者で，蓄膿，鼻炎，扁桃炎，にきびなどを起こしやすい場合に用いる．

君薬 柴胡《さいこ》・黄連《おうれん》　**臣薬** 黄芩《おうごん》・当帰《とうき》

桂枝加芍薬大黄湯（けいしかしゃくやくだいおうとう）

脾虚・気血不足による腹痛，秘結《ひけつ》

病性	病勢	外邪			気・血・水			病向		帰経
寒	中・虚	燥		風				升		脾・心・肺

桂枝加芍薬湯《けいしかしゃくやくとう》の証に便秘（秘結）を伴う場合に用いられる，桂枝加芍薬湯に大黄《だいおう》を加えた方剤である．腹部膨満し，腹痛があり，裏急後重《りきゅうこうじゅう》または便秘する場合に用いる．桂枝加芍薬湯は脾虚で，ただ腹満して痛む場合の便秘には効果がない．これに大黄を加えた桂枝加芍薬大黄湯《けいしかしゃくやくだいおうとう》証は脾実により腹痛を訴えているため，その便秘に効果がある．

君薬 桂皮《けいひ》　**臣薬** 芍薬《しゃくやく》

桂枝加芍薬湯（けいしかしゃくやくとう）

脾虚・気血不足による腹痛

病性	病勢	外邪			気・血・水			病向		帰経
寒	虚	燥		風	気滞	血虚		升	散	脾・心・肺

本剤は小建中湯《しょうけんちゅうとう》から膠飴《こうい》を除いたもので，小建中湯と同じように脾胃虚寒の腹痛に用いるが，膠飴は含まれないために鎮痙・栄養効果はないので，一般に冷えによる痙攣性の腹痛に用いる．また，本剤は桂枝湯《けいしとう》の芍薬《しゃくやく》（虚痛を治す）を増量した方剤でもある．腹部膨満感や腹痛があり，裏急後重《りきゅうこうじゅう》を伴う下痢に用いる．感染性の下痢の場合，この裏急後重がよく起こる．また急性胃炎の腹痛に著効を示す．

君薬 桂皮《けいひ》　**臣薬** 芍薬

桂枝加朮附湯（けいしかじゅつぶとう）

寒湿痺《かんしっぴ》

病性	病勢	外邪			気・血・水			病向		帰経
寒	虚	湿	冷	風	気滞	血虚	水滞			腎

痺証《ひしょう》に対する方剤である．痺証は，筋肉や関節のしびれ・痛みを主とする疾患で，リウマチ性疾患に相当する．寒邪（冷え）や湿邪（浮腫などの水分代謝障害）によるしびれ・痛みを主症状とする寒湿痺に用いる．桂枝湯《けいしとう》証に湿邪（蒼朮《そうじゅつ》で除く）と寒邪（附子《ぶし》で除く）が加わった病証と考えてよい．冷え症で，四肢関節の疼痛，腫脹，四肢の運動障害などを訴える場合に用いる．冷えると増悪することが多く，神経痛に用いられることが多い．

君薬 桂皮《けいひ》　**臣薬** 芍薬《しゃくやく》

桂枝加竜骨牡蛎湯（けいしかりゅうこつぼれいとう）

気血不足，虚陽《きょよう》浮越《ふえつ》

病性	病勢	外邪			気・血・水			病向		帰経
	虚			風	気	血虚		両	散	心・肝・脾

気血不足に，不眠や不安感，多夢，夢精など，いわゆる脳の刺激閾値の低下（虚陽浮越）による症状を呈する患者に用いる．本剤は桂枝湯《けいしとう》に竜骨《りゅうこつ》・牡蛎《ぼれい》（収薬）を加味したものである．竜骨・牡蛎（カルシウム分を含む）は重鎮安神薬《じゅうちんあんしんやく》と呼ばれ，鉱物・貝殻類がこれに属しており，止汗作用によって津液《しんえき》を保持する．主に脳の興奮過程を抑制するものと考えられ，精神安定・鎮静を目的とし，不眠にも用いられている．症状としては，汗（多汗症），尿（夜尿症）の異常にも用いられる．

君薬 竜骨・牡蛎　**臣薬** 桂皮《けいひ》・芍薬《しゃくやく》

桂枝湯（けいしとう）

表寒《ひょうかん》，表虚《ひょうきょ》

病性	病勢	外邪			気・血・水			病向		帰経
寒	虚			風				升	散	腎・肺

悪風《おふう》と自汗（軽度の自然発汗）のある場合を表寒・表虚といい，発熱，頭痛，身体痛，鼻閉，鼻水，くしゃみ，乾嘔などを伴う症状である．本剤の表寒・表虚に対して，同じくかぜに用いる麻黄湯《まおうとう》は表寒・表実である．ちなみに，悪風は肌の陽気が低下しているため，風にあたるとさむけを感じることで，悪寒《おかん》は風とは関係なく起こり，体に不快なさむけを感じることである．

君薬 桂皮《けいひ》　**臣薬** 芍薬《しゃくやく》

桂枝茯苓丸（けいしぶくりょうがん）

下焦《げしょう》の血瘀《けつお》

病性	病勢	外邪			気・血・水			病向		帰経
寒・熱	実・中	湿		風	気滞	血滞		升	収	脾・心・肺

血瘀剤の代表的方剤である．血瘀（瘀血）とは，血液の停滞を示し主として微小循環系や静脈系の循環障害と，これに附随する線維化，変性などを含む病態を指す．いわゆる，古血《ふるち》をとる薬で，高血圧，脳卒中，打撲，慢性肝炎などに応用される．一般に，下半身が冷えてのぼせて赤ら顔の患者に合うことが多い．

君薬 桃仁《とうにん》・牡丹皮《ぼたんぴ》　**臣薬** 桂皮《けいひ》

啓脾湯 （けいひとう）

脾胃気虚（下痢）

病性	病勢	外邪			気・血・水			病向		帰経
	虚	湿			気虚		水滞	降	散	脾

脾胃気虚とは消化器系の機能低下を示す．便は下痢あるいは逆に便秘を呈することもある．いずれも腸管蠕動が弱いためであり，水分の吸収能力で下痢および便秘にもなる．下痢は裏急後重《りきゅうこうじゅう》を伴わず，大便の性状は泥状ないしは水様である場合が多く，ガスと共に排泄することが多い．

君薬 人参《にんじん》　**臣薬** 白朮《びゃくじゅつ》・茯苓《ぶくりょう》

香蘇散 （こうそさん）

気滞・肝脾不和

病性	病勢	外邪			気・血・水			病向		帰経
寒・熱	虚	湿		風	気滞			升	収	腎・肺・脾

理気の効能をもつ生薬は，気滞の改善のみではなく，蠕動の調整と促進，あるいは平滑筋痙攣の緩解作用などもある．本剤を構成する生薬は，甘草《かんぞう》以外はすべて理気薬である．そのため疏肝解鬱《そかんげうつ》の「抑うつ」に対する効果は大きい．制吐・止嘔・消化管での水分吸収，また痰の生成抑制・去痰・鎮咳などの作用をもち，結果的に消化管および呼吸器系を改善する．したがって，軽度の悪寒があり，胃腸症状をともなう感冒にも適する．疏肝解鬱とは精神安定作用を意味し，自律神経系の機能調節により，抑うつ・憂うつ・緊張などを緩解させることである．**君薬** 蘇葉《そよう》　**臣薬** 香附子《こうぶし》

五虎湯 （ごことう）

肺熱の喘咳

病性	病勢	外邪			気・血・水			病向		帰経
熱	実	湿		風			水滞	升	収	腎・肺

肺熱の喘咳とは，汗が出ているので体表の熱はないが，うつ熱が肺にある病態を示す．肺・気道の炎症（肺熱）による呼吸困難（喘）や咳嗽（咳）に麻杏甘石湯《まきょうかんせきとう》を用いるが，さらに咽痛や咳嗽が強い時には，桑白皮《そうはくひ》（消炎・鎮咳）を加えた本剤がよい．痰が多い時には二陳湯《にちんとう》を加える．発熱，膿性の喀痰を呈する時には黄連解毒湯《おうれんげどくとう》を併用するとよい．また，本剤は痔核の腫脹や疼痛，さらに睾丸炎にも有効であるとされている．

君薬 麻黄《まおう》　**臣薬** 石膏《せっこう》

五積散（ごしゃくさん）

表寒《ひょうかん》・寒湿困脾《かんしつこんぴ》，寒湿中経《かんしつちゅうけい》

病性	病勢	外邪			気・血・水			病向		帰経
寒	中	湿		風	気滞	血	水滞	升	収	脾・肺

生冷の飲食物や寒冷湿の環境によって生じる水分代謝障害と胃腸機能の低下を「寒湿困脾」といい，食欲不振，悪心，嘔吐，腹痛，下痢などが主な症候で，発熱，頭痛，悪寒などの「表寒」を伴うことも多い．また，冷房などの寒邪や雨などの湿邪によって生じる筋肉痛，手足のしびれ，冷え，悪寒，頭痛などの症候を「寒湿中経」という．

君薬 麻黄《まおう》・桂皮《けいひ》　**臣薬** 白芷《びゃくし》・生姜《しょうきょう》

牛車腎気丸（ごしゃじんきがん）

腎陽虚の水腫

病性	病勢	外邪			気・血・水			病向		帰経
寒	中・虚	湿	冷	風	気虚	血滞	水滞	降		腎

腎陽虚とは，腎虚の症候とともに虚寒（四肢の冷え，温暖を好むなど）の症状がみられることである．水腫は水滞（浮腫，水様便，めまい，乏尿または頻尿など）を示す．八味《はちみ》地黄丸《じおうがん》に加味した牛膝《ごしつ》・車前子《しゃぜんし》で浮腫（主に下半身）や尿量減少・乏尿（水腫）に対する利水効果を強めている．

君薬 地黄《じおう》　**臣薬** 山茱萸《さんしゅゆ》・山薬《さんやく》

呉茱萸湯（ごしゅゆとう）

胃虚寒の嘔吐・吃逆《きつぎゃく》，寒飲上逆《かんいんじょうぎゃく》の頭痛

病性	病勢	外邪			気・血・水			病向		帰経
寒	虚	湿	冷	風	気虚		水滞	升	散	脾・腎・肝

胃虚寒とは胃の陽気が不足したもの（胃陽虚）である．これは胃の蠕動不足，ガス停滞・溜飲などによる循環不良で，飲食物や寒冷刺激によって胃内圧が上昇することにより悪心・嘔吐・吃逆などが発生すると考えられる．寒飲上逆の頭痛とは，冷え（寒）や水分の代謝障害（湿）による胃の機能停滞（胃気上逆）によって生じる頭痛のことである．頭痛発作時に激しく吐き，手足がひどく冷える時などに用いるとよい．

君薬 呉茱萸《ごしゅゆ》　**臣薬** 生姜《しょうきょう》

五淋散（ごりんさん）

熱淋《ねつりん》

病性	病勢	外邪			気・血・水			病向		帰経
	中・虚	湿	火	風		血	水滞	升		腎・肝

熱淋とは，尿路系の炎症に相当するものである．症状としては頻尿や残尿感，排尿痛あるいは血尿，尿が出にくいなどの尿不利などに加え，炎症による軽度の脱水のため，口渇，多飲，いらつき，熱感，便秘などを示す．尿の混濁や血尿，膿尿を呈することもあり，猪苓湯《ちょれいとう》が効かない時に試みるとよい．また，消炎や解熱，抗菌作用を強める時には黄連解毒湯《おうれんげどくとう》を合方《ごうほう》するとよい．胃腸虚弱の場合には清心蓮子飲《せいしんれんしいん》を用いるとよい．

君薬 山梔子《さんしし》　**臣薬** 黄芩《おうごん》・茯苓《ぶくりょう》

五苓散（ごれいさん）

水湿

病性	病勢	外邪			気・血・水			病向		帰経
	中	湿		風			水滞		収	腎

本剤は脱水によるものではなく，消化管などに水分が偏在して，血中に有効に吸収されない状態，すなわち水分の偏在（水湿）による尿量減少と口渇を主目標とする．つまり，水分は上（嘔吐）と下（下痢）に出やすくなるわけである．ほかにも口渇が激しく水を多量に飲むがすぐに吐いてしまうことが多い嘔吐（水逆，乳児の吐乳なども同じ）にも用いられる．よく比較される猪苓湯《ちょれいとう》証は，発熱して汗が出るなど熱証が強く，脱水症状（陰虚）が加わる．五苓散証は，発熱はあっても悪寒がして汗は出ない．

君薬 茯苓《ぶくりょう》　**臣薬** 猪苓《ちょれい》

柴胡加竜骨牡蛎湯（さいこかりゅうこつぼれいとう）

心肝火旺《しんかんかおう》，脾気虚・痰湿

病性	病勢	外邪			気・血・水			病向		帰経
熱	実・中	湿		風	気			升	散	心・肝

心肝火旺とは，心の陽気の過亢進（心火旺）と肝の陽気の過亢進（肝火旺）が合わさったものを示す．これは中枢神経（大脳）や自律神経系の興奮状態，異化作用の亢進，あるいは炎症によるものと考えられる．さらに，消化器系の機能低下（脾気虚）や，水分の代謝障害（痰湿）を伴ったものを目標にする．胸脇苦満《きょうきょうくまん》を呈する．

君薬 柴胡《さいこ》　**臣薬** 黄芩《おうごん》

柴胡桂枝乾姜湯 (さいこけいしかんきょうとう)

肝鬱化火《かんうつかか》，胃寒，津虚《しんきょ》

病性	病勢	外邪			気・血・水			病向		帰経
寒・熱	虚	燥		風	気滞		津虚	升	散	腎・肝・脾

肝気鬱結《かんきうっけつ》が続いて，情緒系抑うつ・自律神経系の緊張から興奮状態を呈し，さらに異化作用を亢進して，のぼせ，イライラ，顔面紅潮，口乾，不眠，胸やけなどの熱証を呈する．この過程を肝鬱化火という．さらに上腹部の冷えや疼痛（胃寒）に，口渇など体液の滋潤作用の不足（津虚）を伴う場合に用いる．

君薬 柴胡《さいこ》　**臣薬** 黄芩《おうごん》

柴胡桂枝湯 (さいこけいしとう)

太陽少陽合病，肝鬱化火《かんうつかか》，脾気虚，痰湿

病性	病勢	外邪			気・血・水			病向		帰経
熱	中・虚			風	気			升	収	腎・肺・心・肝

本剤は小柴胡湯《しょうさいことう》に桂皮・芍薬を加えたもので，少陽病に頭痛，悪風，身体痛などの太陽病を伴う場合に用いられ（太陽少陽合病），かぜの初期には用いない．発熱性疾患以外には肝鬱化火・脾気虚・痰湿に用いる．太陽病《たいようびょう》は，病邪が身体の表在組織や身体上部に停滞する病期で，症状としては悪寒や発熱，頭痛などがある．少陽病《しょうようびょう》は，病邪が表裏の間に位置し，胸脇苦満や往来寒熱（交互にくる悪寒と発熱），口苦，嘔吐などの症状を示す．

君薬 柴胡《さいこ》　**臣薬** 黄芩《おうごん》

柴朴湯 (さいぼくとう)

小柴胡湯証《しょうさいことう》，痰湿

病性	病勢	外邪			気・血・水			病向		帰経
熱	中	湿		風	気		水滞	升	収	心・肝

本剤は小柴胡湯証（肝鬱化火《かんうつかか》・脾気虚・痰湿）に，半夏厚朴湯《はんげこうぼくとう》証（肺胃気逆・梅核気《ばいかくき》）が加わった場合に用いる．すなわち，小柴胡湯の鎮静・消炎・解熱・自律神経調整作用と，半夏厚朴湯の鎮咳・去痰・平喘（呼吸困難改善）・鎮吐作用を合わせもっている．一般的には，気管支喘息の体質改善に用いられている．

君薬 柴胡《さいこ》　**臣薬** 黄芩《おうごん》

三黄瀉心湯（さんおうしゃしんとう）

三焦《さんしょう》の実火《じっか》

病性	病勢	外邪		気・血・水			病向		帰経
熱	実	湿	火				升	収	肝・脾・心・肺

実火（熱盛，実熱）とは炎症症状で，三焦の実火とは全身の炎症を意味する．黄連解毒湯《おうれんげどくとう》証よりもさらに実証で，便秘傾向の人に用いる．両者の違いは，大黄《だいおう》の瀉下効果と黄柏《おうばく》・山梔子《さんしし》の化湿の効能にある．つまり，本剤は熱を「便」としてとり，黄連解毒湯は熱を「尿」としてとる．炎症と充血を伴う諸症を治すのが目標であり，構成生薬すべてが消炎・解熱作用をもつことから，冷服（冷まして飲むこと）が望ましい．

君薬 黄連《おうれん》　**臣薬** 黄芩《おうごん》

酸棗仁湯（さんそうにんとう）

心血虚《しんけっきょ》，心肝火旺《しんかんかおう》

病性	病勢	外邪		気・血・水			病向		帰経
	虚	燥					升	散	心・肝

虚熱を伴う不眠に対する方剤と考えてよい．脳の抑制過程の低下による興奮性増大や自律神経系の過亢進による症候と考えられる．酸棗仁は養心安神薬《ようしんあんしんやく》と呼ばれ，主に植物類に多い．養心安神薬は滋養強壮の効果により，脳の抑制性過程を強めるものと考えられている．

君薬 酸棗仁《さんそうにん》　**臣薬** 川芎《せんきゅう》

三物黄芩湯（さんもつおうごんとう）

陰虚火旺《いんきょかおう》

病性	病勢	外邪		気・血・水			病向		帰経
熱	実・中	湿	火			津虚		散	心・肝

陰虚とは，血虚の程度が進み津液《しんえき》の不足（脱水）が顕著になった場合である．同時に，脳の抑制過程減弱による興奮性や，自律神経系の興奮に伴って熱証があらわれることを虚熱といい，より顕著になった場合を「陰虚火旺」という．本剤は心陰虚の熱症状に適している．一般に，手足の煩熱《はんねつ》（手足のほてり）のある場合に用い，布団の外に手足を出して寝るようなタイプに適している．これは熱が上昇せず降りたままになっていると考えられる．

君薬 黄芩《おうごん》　**臣薬** 苦参《くじん》

滋陰至宝湯（じいんしほうとう）

肝気鬱結《かんきうっけつ》，血虚・脾虚，肺陰虚

病性	病勢	外邪			気・血・水			病向		帰経
熱	虚	燥			気滞		津虚	升	収	脾・腎

本剤は逍遙散《しょうようさん》証（肝気鬱結・血虚・脾虚）に，さらに肺陰虚をともなったものである．配合生薬である香附子《こうぶし》は，疏肝解鬱《そかんげうつ》の効能があり，肺陰虚（咳嗽・痰は粘稠で切れにくい，口渇，熱感，のぼせ，手掌や足の裏のほてりなどの症状）を呈するため，潤燥化痰の貝《ばい》母《も》・麦門冬《ばくもんどう》と清虚熱の知母《ちも》・地骨皮《じこっぴ》を配合し，さらに生姜《しょうきょう》を理気・化痰の陳皮《ちんぴ》に代えた方剤となっている．したがって，自律神経失調症を呈する呼吸器系の慢性炎症に用いてもよい．

君薬 柴胡《さいこ》　**臣薬** 芍薬《しゃくやく》

七物降下湯（しちもつこうかとう）

血虚《けっきょ》の肝陽化風《かんようかふう》

病性	病勢	外邪			気・血・水			病向		帰経
	虚	湿		風		血虚		升		肝

血虚とは広い意味での栄養不良状態である．ストレスに対する抵抗性が低下し，軽度な精神的・肉体的な刺激に対しても反応性が高まった状態で，自律神経系の失調を伴った状態（肝陽化風）と考えられる．肝陽化風は肝陰虚がさらに進行したものであり，主な症状としては激しいめまい，頭痛，手足のふるえやしびれ，筋肉のけいれん，呂律《ろれつ》が回らないなどである．寒熱虚実にあまりこだわらず胃腸の働きの比較的よい人の高血圧にも用いられる．配合生薬である釣藤鈎《ちょうとうこう》には降圧作用が認められている．

君薬 当帰《とうき》　**臣薬** 地黄《じおう》

四物湯（しもつとう）

血虚《けっきょ》

病性	病勢	外邪			気・血・水			病向		帰経
寒・熱	虚	燥				血		降		肝

本剤は血虚の基本方剤である．血虚とは，血の濡養《なんよう》（栄養・滋潤）作用の不足による症候で，広義での栄養不良状態に相当する．血虚は大きく心血虚（大脳や中枢神経系の興奮性異常による不眠や不安，動悸など）と肝血虚（自律神経系・内分泌系の失調による筋肉の痙攣や目のかすみ，イライラなど）の2つに大別されている．他剤での長期投与の際に併用するとよい（猪苓湯合四物湯《ちょれいとうごうしもつとう》など）．

君薬 当帰《とうき》　**臣薬** 地黄《じおう》

炙甘草湯（しゃかんぞうとう）

心気陰両虚《しんきいんりょうきょ》

病性	病勢	外邪			気・血・水			病向		帰経
寒・熱	虚	燥			気虚		津虚	升	散	肝

心気陰両虚とは心気虚〔心臓の駆血能の低下による脈の結代《けったい》（脈が乱れてとぶ状態のこと，不整脈）または頻脈〕と心陰虚（心血虚 + 乾燥 + 虚熱）の両者のことで，本剤は「動悸・脈の結代」に対する処方である．なお，結代は結滞と記載されることが多い．心気虚による心拍動の異常などの症状は，動悸，息切れ，脈の結代であり，心陰虚である中枢神経系の抑制過程の低下や自律神経系の過亢進，心筋の代謝異常などによる症状は，寝つきが悪い，多夢，不安感，のぼせ，いらつき，四肢のほてり，寝汗，便秘傾向などを呈する．**君薬** 炙甘草《しゃかんぞう》　**臣薬** 人参《にんじん》・大棗《たいそう》

芍薬甘草湯（しゃくやくかんぞうとう）

止痙，止痛，柔肝《じゅうかん》

病性	病勢	外邪			気・血・水			病向		帰経
	実・中・虚	燥		風		血虚				腎・脾・心・肺

肝は「筋」を主《つかさど》る．筋の痙攣は肝の疏泄《そせつ》の失調として捉えられ，肝血・肝陰の不足によって生じると考えられている．芍薬《しゃくやく》は補血薬でこれを調整する．これを柔肝（平肝）という．甘草《かんぞう》は生津《せいしん》（体液を生じる）の効能により肝陰の滋潤《じじゅん》を補助して柔肝を高める．一般に虚・実に関係なく用いられる，鎮痙・鎮痛の基本処方である．即効性も十分期待できるため，急激に起こる筋肉の痙攣性疼痛ならびに腹部疝痛（消化管の平滑筋）に頓服として用いる．

君薬 芍薬　**臣薬** 甘草

十全大補湯（じゅうぜんたいほとう）

気血両虚《きけつりょうきょ》，虚寒《きょかん》

病性	病勢	外邪			気・血・水			病向		帰経
寒	虚	燥	冷		気虚	血虚		降	散	腎・肝

気血両虚とは，気虚と血虚の症候が同時にみられることで，機能状態（気）と栄養状態（血）の不足がともに顕著な場合である．また，さらに状態が進んで循環不良や同化作用の低下による寒証（虚寒）が生じたものに用いる．本剤は「八珍湯《はっちんとう》（四君子湯《しくんしとう》+四物《しもつ》湯《とう》）」に補気の黄耆《おうぎ》を加え，さらに補陽散寒の桂皮《けいひ》を加えたため，血行を促進し温める効果をもっている．

君薬 当帰《とうき》・人参《にんじん》　**臣薬** 地黄《じおう》・白朮《びゃくじゅつ》

潤腸湯（じゅんちょうとう）

血虚，陰虚の腸燥便秘

病性	病勢	外邪			気・血・水			病向		帰経
	中・虚	燥		風		血虚	津虚		収	肺・脾

血虚・陰虚の腸燥便秘とは血虚・陰虚で体が乾燥し，腸液の分泌も低下したために兎糞状の便を生じる状態をいう．本剤は麻子仁丸《ましにんがん》証に，さらに体液の欠乏のはなはだしい状態が加わり，弛緩性または痙攣性の便秘に用いられる．

君薬 麻子仁《ましにん》　**臣薬** 地黄《じおう》・杏仁《きょうにん》

小建中湯（しょうけんちゅうとう）

脾胃虚寒

病性	病勢	外邪			気・血・水			病向		帰経
寒	虚	燥		風	気虚	血虚		降	散	脾・心・肺

軽度の体力低下（気血不足）や消化機能低下（脾虚）が基礎にあり，平滑筋の痙攣や蠕動亢進による腹痛（温めると楽になる）に用いる．本剤は桂枝湯《けいしとう》の芍薬《しゃくやく》を増量した桂枝《けいし》加芍薬湯《かしゃくやくとう》に，さらに膠飴《こうい》を加えた方剤である．つまり，桂枝加芍薬湯に栄養補給の効果を加えた服用しやすい方剤となっている．そのため虚弱者や小児に多く用いられる．また，本剤は鎮痙の芍薬甘草湯《しゃくやくかんぞうとう》の加方と考えたほうがよく，寒証のあまり強くない痙攣性腹痛に効果がある．また，小児の虚弱体質の改善にも応用される．

君薬 桂皮《けいひ》・膠飴　**臣薬** 芍薬

小柴胡湯加桔梗石膏（しょうさいことうかききょうせっこう）

小柴胡湯証，熱証

病性	病勢	外邪			気・血・水			病向		帰経
熱	中		火	風	気虚			升	収	心・肝

本剤は小柴胡湯《しょうさいことう》証（胃が弱く，食欲がなくなり口が苦いなど）に咽喉，鼻，耳，気管支などに痰や膿を伴う炎症症状が加わった場合に用いる．なお，急性・初期の場合には葛根湯合桔梗石膏湯《かっこんとうごうききょうせっこうとう》がよい．桔梗《ききょう》は排膿・去痰の効果，石膏《せっこう》は消炎の効果をもち，化膿性炎症に応用する．また，抗菌薬であまり効果の出ない扁桃炎，扁桃周囲炎，中耳炎，副鼻腔炎などに本剤を試みるとよい．

君薬 柴胡《さいこ》　**臣薬** 黄芩《おうごん》

小青竜湯（しょうせいりゅうとう）

表寒による寒痰の喘咳，風水

病性	病勢	外邪			気・血・水			病向		帰経
寒	中	湿					水滞	升	収	肺・脾・腎

風水とは急に発生する全身の浮腫・尿量減少である．表証（悪寒・頭痛・身体痛・発熱など）で，寒痰の症候（咳嗽・呼吸困難・喘鳴・薄い多量の痰・くしゃみ・鼻水・鼻閉など）を伴う場合に本剤を用いる．粘っこい痰には効かない．アレルギー性鼻炎などの発作時に頓服的に用いてもよい．

君薬 麻黄《まおう》　**臣薬** 桂皮《けいひ》・甘草《かんぞう》

小半夏加茯苓湯（しょうはんげかぶくりょうとう）

痰飲による胃気上逆

病性	病勢	外邪			気・血・水			病向		帰経
	中	湿					水滞	升	散	脾・心・肺

「痰」はいろいろな意味があり，一般的には喀痰を指すことが多い．「飲」には痰飲《たんいん》（消化管内の水分停滞）をはじめ溢飲《いついん》（浮腫）・支飲《しいん》（肺水腫）などいろいろ区別されているが，一般的にはこの痰飲を飲と規定し，その他は水腫として包括している．痰と飲は痰飲と呼ばれるが，痰は粘稠なもの，飲は清稀（さらさらして薄い）なものと区別されている．通常の生理的機能の形態として下降するべきものが上逆する場合を気逆と称し，悪心・嘔吐・げっぷ・しゃっくり・呑酸《どんさん》などを胃気逆という．本剤はそのような症状に対し頓服的に用いるほうがよい．

君薬 半夏《はんげ》　**臣薬** 茯苓《ぶくりょう》

消風散（しょうふうさん）

風湿熱の皮疹

病性	病勢	外邪			気・血・水			病向		帰経
熱	実・中	湿		風		血虚	水滞		収	肺・脾・腎

炎症性でかゆみを伴う皮疹に対する方剤である．肌に赤味があり，かゆみ，熱感あり，分泌物や水疱，かさぶたで肌が汚れている場合に用いる．口渇があり，かゆみは特に夜強く，夏期や温暖時に増悪しやすい．なお，防風《ぼうふう》・荊芥《けいがい》は去風薬といわれ，発散あるいは皮膚血管拡張作用により，不感蒸泄（皮膚や粘膜から蒸発する水分のこと）を高めて熱の放散やかゆみなどの皮膚病変を改善するために配合される．本剤は蕁麻疹，水虫，あせも，皮膚瘙痒症によい．

君薬 防風・荊芥・牛蒡子《ごぼうし》・蝉退《せんたい》　**臣薬** 木通《もくつう》・蒼朮《そうじゅつ》・苦参《くじん》

辛夷清肺湯（しんいせいはいとう）

肺熱の鼻淵《びえん》，肺陰虚

病性	病勢	外邪			気・血・水			病向		帰経
熱	実・中	燥	火	風			水	升	収	肺

肺熱による慢性副鼻腔炎あるいは咳嗽に対する処方である．鼻淵とは副鼻腔・鼻咽腔などの炎症に相当するもので，肺陰虚は上気道・気道の粘膜の脱水による乾燥あるいは粘膜の萎縮によって生じる病態（咳嗽・胸痛・粘稠な痰）に相当する．辛夷《しんい》は特に鼻閉に有効とされ，通竅《つうきょう》作用（鼻閉の改善）に期待されている．主薬は通竅に用いられる辛夷であるが，機序は不明である．

君薬 辛夷　**臣薬** 黄芩《おうごん》・知母《ちも》

参蘇飲（じんそいん）

気虚感冒，湿痰の咳嗽，脾胃湿困

病性	病勢	外邪			気・血・水			病向		帰経
寒・熱	虚	湿		風	気		水滞	升	収	肺・脾

胃腸の弱い人がかぜをひき，痰が出て咳が続く場合（気虚感冒）や，消化機能が低下しているために水分の代謝障害により，気道の分泌が亢進して白色の多痰（湿痰）を生じ，咳嗽が顕著になった場合に用いる．また，脾胃気虚のために消化管内の溜飲が生じて（脾虚湿困），悪心・嘔吐・腹部膨満感・下痢などを呈する．本剤は一般に，胃内停水（溜飲）のある胃腸虚弱な人の感冒で，すでに数日を経てやや長びいた場合に用いる．なお，このようなタイプの人はかぜのひき始めには香蘇散《こうそさん》がよく，本剤も含めどちらも妊婦の感冒によい．**君薬** 蘇葉《そよう》・前胡《ぜんこ》　**臣薬** 人参《にんじん》・茯苓《ぶくりょう》

真武湯（しんぶとう）

陽虚水泛《ようきょすいはん》

病性	病勢	外邪			気・血・水			病向		帰経
寒	虚	湿		風			水滞	降		腎

陽虚水泛とは脾腎陽虚による浮腫や下痢のことを意味し，代謝や機能低下により循環不良が生じ，腎糸球体の濾過圧が低下して尿量が減少し浮腫を発生するものと考えられる．したがって，水滞を改善する利水薬のみでは効果がでず，循環促進や代謝を亢進させて利尿の効果をあげる生薬（附子《ぶし》）の配合が必要である．このような目的の利水効果を温陽利水といい，陽虚の浮腫を改善する．陽虚とは気虚の状態に，さらに代謝や末梢循環などが減弱したために寒気・冷えなどの虚寒の症候がみられることをいう．

君薬 茯苓《ぶくりょう》　**臣薬** 白朮《びゃくじゅつ》

清暑益気湯 (せいしょえっきとう)

気津両虚《きしんりょうきょ》

病性	病勢	外邪			気・血・水			病向		帰経
熱	虚	燥	火		気虚	血虚	津虚	降		脾

本来，夏負けに対する方剤として有名である．夏期の発汗による脱水，口渇，尿量減少(津虚《しんきょ》)と体力低下，食欲不振，疲労感(気虚)の病態に対する方剤と考えてよい．なお，夏にこだわる必要はなく，糖尿病や術後にみられる気津両虚にも応用される．

君薬 黄耆《おうぎ》　**臣薬** 人参《にんじん》・陳皮《ちんぴ》・当帰《とうき》・甘草《かんぞう》

清上防風湯 (せいじょうぼうふうとう)

上焦《じょうしょう》の風熱の皮疹，表熱の頭痛

病性	病勢	外邪			気・血・水			病向		帰経
熱	実	燥	火	風				升	収	肺・肝

顔面部や身体上部(上焦)の皮疹で，遊走性・拡大性(風証)のかゆみ・疼痛があり，発赤・腫脹・熱感・化膿などの炎症(熱証)などに用いる．また，軽度の悪寒・発熱(表熱)を伴う頭痛・咽痛にも服用する．防風《ぼうふう》，荊芥《けいがい》，薄荷《はっか》は皮疹の発散・消退を促進し，止痒・鎮痛・消炎・抗菌作用をもつ．本剤は一般に，にきびなど顔面および頭部の発疹で発赤の強いものや化膿している場合に用いる．目の充血，顔面紅潮，口渇などを伴うこともある．

君薬 防風・薄荷　**臣薬** 黄連《おうれん》・黄芩《おうごん》・連翹《れんぎょう》

清心蓮子飲 (せいしんれんしいん)

気陰両虚《きいんりょうきょ》，心火旺《しんかおう》

病性	病勢	外邪			気・血・水			病向		帰経
寒・熱	虚	湿			気虚		水滞	升		脾・心・肺・腎

消化器系や全身機能の低下(気虚)と血虚が進行して脱水が顕著になった場合(陰虚)の気陰両虚に用いる．さらに，自律神経系の興奮などによる熱証もみられる．心火は心の代称であり，心は五行説の火に属する．本剤は，イライラ・不眠・動悸・手足のほてり(陰虚)や，疲労感・食欲不振(気虚)などを伴う場合に用いられる．心火旺は自律神経失調症・口内炎・舌炎・不眠症などにみられ，精神分裂症・神経症などでもこの症候を呈することがある．

君薬 蓮肉《れんにく》　**臣薬** 黄芩《おうごん》

清肺湯（せいはいとう）

肺熱，肺陰虚

病性	病勢	外邪			気・血・水			病向		帰経
熱	中・虚	燥	火				水	升	収	肝

肺熱（粘稠で切れにくい喀痰・咳嗽・咽痛など）は呼吸器系の炎症で，肺陰虚（口渇・嗄声・熱感・イライラ）は上気道・気道の粘膜の乾燥あるいは粘膜の扁平上皮化により，気道が刺激されて咳（乾咳）が生じる病態である．本剤は気管支粘膜を滋潤して正常な分泌を促進し，喀痰を希釈して粘稠で切れにくい痰を排出しやすくする方剤であり，咳が長く続いて治りにくい気管支炎などによい．

君薬 黄芩《おうごん》・山梔子《さんしし》　**臣薬** 天門冬《てんもんどう》・麦門冬《ばくもんどう》・五味子《ごみし》

疎経活血湯（そけいかっけつとう）

血虚の風湿痺

病性	病勢	外邪			気・血・水			病向		帰経
寒	中	湿		風		血	水滞		収	肝

痺証《ひしょう》に対する方剤である．風痺《ふうひ》は遊走性・移動性の痛みを意味し，湿痺《しっぴ》は軽度の浮腫による運動障害を意味する．本剤は，これに栄養状態の低下（血虚）が加わった症候に適する．本剤があう人は貧血と血流障害が根本にあることが多いため，血を補し流通を図ることにより，湿を除き痛みを軽減させる．痛みの種類は関節痛，神経痛，筋肉痛，腰痛など特に腰から下の痛みが強く，冷えると増悪し，浮腫や古血《ふるち》（瘀血《おけつ》）を伴う場合に用いるとよい．

君薬 当帰《とうき》　**臣薬** 地黄《じおう》

大黄甘草湯（だいおうかんぞうとう）

秘結《ひけつ》（便秘）

病性	病勢	外邪			気・血・水			病向		帰経
	実・中・虚		火					升		脾・心・肺

体力に関係なく，主に機能性便秘（常習性便秘）に広く用いられる．大黄《だいおう》は大腸のみに作用し，小腸には作用しない．そのため消化吸収には影響を及ぼさないが，収斂《しゅうれん》作用があるタンニンや没食子酸を成分に含むことから，単独で長期に使用すると次第に瀉下効果が悪くなり，かえって便秘を引き起こして腹痛をまねく恐れがある．甘草《かんぞう》はこのような大黄の弊害を防ぐために配合されている．本剤は便秘に対する根本的な治療方剤ではないため，頓服的に用いるほうがよい．

君薬 大黄　**臣薬** 甘草

大黄牡丹皮湯（だいおうぼたんぴとう）

腸癰《ちょうよう》

病性	病勢	外邪			気・血・水			病向		帰経
熱	実	燥	火	風		血滞		升	収	脾・心・肺

腸癰は腸管周囲の単純性あるいは化膿性の炎症，つまり虫垂炎などを意味する．本剤は発熱・腹痛・圧痛・便秘などがある場合や，下腹部の炎症などにも用いられる．ほかにも下剤としての働きもあり，西洋医学では通常，虫垂炎には下剤は禁忌であるが，中医学では大黄《だいおう》などの消炎効果をもつ瀉下薬で排便させると治癒が促進されることが確かめられている．ただし，壊疽性や重度の梗塞を伴う虫垂炎には禁忌である．急性虫垂炎などの腸管の炎症に，周辺の軽度の循環障害が生じた場合や，下腹部のさまざまな炎症に応用される．**君薬** 牡丹皮《ぼたんぴ》　**臣薬** 桃仁《とうにん》

大建中湯（だいけんちゅうとう）

脾胃虚寒（実寒），仙痛

病性	病勢	外邪			気・血・水			病向		帰経
寒	虚	燥	冷	風	気虚			両		脾

虚証で脾胃虚寒がある人が，寒冷刺激などを受けて激しい腹部仙痛発作を起こした場合に用いる．しかし，寒冷の環境や飲食物（実寒）などにより，急激に生じた腹部仙痛にも服用できるため実証の人にも使用可能である．本剤は，人参湯《にんじんとう》の蒼朮《そうじゅつ》・甘草《かんぞう》の代わりに山椒を配合しているため健脾益気《けんぴえっき》の効能は弱いが，散寒と鎮痙の効果は強い．山椒《さんしょう》は体を温めると同時に腸管を麻痺させる作用があるため，蠕動の過度の亢進や逆蠕動による激しい腹痛に適している．また，山椒には回虫殺傷作用もあることから，回虫による腹痛にも応用される．**君薬** 山椒　**臣薬** 乾姜《かんきょう》

大柴胡湯（だいさいことう）

少陽陽明合病，肝鬱化火《かんうつかか》，胃気上逆

病性	病勢	外邪			気・血・水			病向		帰経
熱	実			風	気滞			升		心・肝・脾・肺

少陽陽明合病は主に体の上部の炎症と自律神経失調による少陽病（胸脇苦満《きょうきょうくまん》や嘔吐）と炎症が腸管におよんだ陽明病（腹部膨満感・腹痛・便秘あるいは下痢など）が合併したもので肝鬱化火に適している．また，胃気上逆とは，胃の生理的機能として下降すべきものが幽門の通過障害や胃腸の蠕動障害により上にのぼり，悪心・嘔吐・上腹部膨満感・便秘などの症候を呈することをいう．肝気鬱結《かんきうっけつ》が続いて情緒系抑うつ・自律神経系の緊張から興奮状態を呈し，さらに異化作用を亢進して熱証を呈することを心肝火旺《しんかんかおう》といい，この過程を肝鬱化火《かんうつかか》という．**君薬** 柴胡《さいこ》　**臣薬** 黄芩《おうごん》

大承気湯（だいじょうきとう）

熱秘《ねっぴ》

病性	病勢	外邪			気・血・水			病向		帰経
熱	実	燥	火		気滞			升	収	心・肺・脾

熱秘は熱証とともにみられる便秘で便は硬い．同じく便秘に用いられる調胃承気湯《ちょういじょうきとう》は，大黄《だいおう》・芒硝《ぼうしょう》の瀉下効果を甘草《かんぞう》で緩和しややマイルドな下剤となっている．しかし本剤は，甘草の代わりに理気薬（自律神経系を介して腸管の蠕動を調整する）の枳実《きじつ》・厚朴《こうぼく》が使われており，瀉下効果が早く強いため便通の状態がよくなれば服用中止が望ましい（大黄・芒硝による瀉下効果は約 8 時間であるが，枳実・厚朴を加味すると約 1/3 に短縮されるといわれている）．根本的な治療方剤ではないため，頓服的あるいは補助的に併用するほうが望ましい．**君薬** 枳実　**臣薬** 厚朴

大防風湯（だいぼうふうとう）

気血両虚，風寒湿痺

病性	病勢	外邪			気・血・水			病向		帰経
寒	虚	湿		風	気虚	血	水滞	降	収	脾・腎・肝

痺証《ひしょう》に対する方剤である．痺証は，筋肉や関節のしびれ，痛みなどを特徴とし，4つのタイプに分けられる．風痺：遊走性疼痛，寒痺：劇痛（冷えると増悪し暖めると軽減），湿痺：固定性疼痛（重だるさを伴う），熱痺：熱痛（関節部が赤く腫れる）．本剤の証は，体力低下（気虚）・栄養不良（血虚）とともに，四肢の移動性の痛み（風痺）・固定性の痛みと冷え（寒痺）・軽度の浮腫（湿痺）などにより，運動障害やしびれ・痛みを主症状とする．本剤は，十全大補湯《じゅうぜんたいほとう》を基本にして，風湿を去る防風《ぼうふう》・羌活《きょうかつ》と筋力を強くする杜仲《とちゅう》・牛膝《ごしつ》を加え，さらに補陽・去寒の附子を加えている．**君薬** ―　**臣薬** ―

調胃承気湯（ちょういじょうきとう）

秘結《ひけつ》（便秘）

病性	病勢	外邪			気・血・水			病向		帰経
寒・熱	中	燥	火					升		脾・心・肺

本剤は大黄甘草湯《だいおうかんぞうとう》に，芒硝《ぼうしょう》（消炎作用は弱く，物理的に水分を吸着して糞便を軟化させ，腸内容を増大して腸壁を刺激する作用がある）を加えて瀉下効果を強めた方剤である．一般的な便秘（秘結）に用いる．大黄甘草湯と同様に，根本的な治療方剤ではないため，頓服的あるいは補助的に併用するほうが望ましい．

君薬 大黄《だいおう》　**臣薬** 芒硝

釣藤散（ちょうとうさん）

脾胃気虚，痰湿の肝陽化風《かんようかふう》

病性	病勢	外邪			気・血・水			病向		帰経
熱	中・虚	湿		風	気虚		水滞	升		脾・腎

本剤が適するものは，脾胃気虚および痰湿が基本で，これに中枢・自律神経系の過度の興奮が加わったものである．中枢・自律神経系の過度の興奮によって激しい頭痛やめまい感，四肢のしびれ，痙攣や意識障害など（肝陽化風）を呈する．これらには平肝熄風《へいかんそくふう》薬《やく》が用いられる．平肝とは「肝」の機能失調の平滑筋・骨格筋の痙攣と痙攣性疼痛を緩解する作用である．本剤はその平肝熄風薬の釣藤鈎《ちょうとうこう》・菊花《きくか》が主薬であり，どちらも鎮静・降圧作用がある．釣藤散は熄風薬であり，ほかに七物降下湯《しちもつこうかとう》，抑肝散《よくかんさん》などがある．

君薬 釣藤鈎　**臣薬** 菊花・防風《ぼうふう》

猪苓湯（ちょれいとう）

水熱互結《すいねつごけつ》（湿熱）

病性	病勢	外邪			気・血・水			病向		帰経
熱	実・中・虚	湿					水滞	升		腎

水熱互結とは，主に全身の炎症（熱）に伴う水分の吸収排泄障害（水）で，五苓散《ごれいさん》と同様な水分の偏在や吸収障害による下痢を呈し，同時に循環水分量の減少により口渇・尿量減少を生じる．五苓散とよく比較されるが，本剤は軽度の炎症や陰虚による熱証（熱感・イライラ・不眠など）を伴うところに違いがある．また，口渇や尿量減少などは共通だが，五苓散は排尿痛や血尿などはなく，むしろ頭痛，めまいなどがある水毒症状に用いる．

君薬 猪苓《ちょれい》　**臣薬** 茯苓《ぶくりょう》

通導散（つうどうさん）

気滞血瘀《きたいけつお》

病性	病勢	外邪			気・血・水			病向		帰経
熱	実	湿	火	風	気滞	血滞	水滞	升	収	脾

血瘀の症候に気滞をともなう．桃核承気湯《とうかくじょうきとう》証より瘀血《おけつ》が強く，頭痛，のぼせ，不眠，不安などの精神神経症状もより強い．高血圧症では最低血圧も高い時に用いるとよい．

君薬 当帰《とうき》・紅花《こうか》・蘇木《そぼく》　**臣薬** 枳実《きじつ》・厚朴《こうぼく》・陳皮《ちんぴ》

桃核承気湯（とうかくじょうきとう）

下焦《げしょう》の血瘀《けつお》，蓄血証《ちくけっしょう》

病性	病勢	外邪			気・血・水			病向		帰経
熱	実	燥	火	風	気滞	血滞		升	収	脾・心・肺

下焦の血瘀とは骨盤内うっ血症候群に相当する．下肢の静脈うっ滞，痔核，また，下肢・腰部の循環不全による冷えの自覚をともなうことがあり，とくに寒冷時には冷え（足腰の冷え）のぼせを自覚することが多い．蓄血証とは外感の熱病で，熱邪が裏に入り，血と相争って瘀熱が内に蓄結する病証である．炎症性の反応が強く介在し，子宮内膜炎や骨盤内炎症，骨盤内出血などを呈することがある．

君薬 桃仁《とうにん》　**臣薬** 桂皮《けいひ》

当帰四逆加呉茱萸生姜湯（とうきしぎゃくかごしゅゆしょうきょうとう）

血虚・寒痛

病性	病勢	外邪			気・血・水			病向		帰経
寒	虚	湿	冷	風				升		肝

当帰四逆湯は四肢のしびれと痛みに対する方剤である．普段から栄養状態や循環状態が悪く（血虚），寒冷刺激のために末梢血管が収縮して血行障害を起こし，それが腹腔内の血管にまで影響を及ぼし，冷えと痛み（寒痛）を招いたものと考えられる．本剤は当帰四逆湯《とうきしぎゃくとう》に呉茱萸《ごしゅゆ》，生姜《しょうきょう》を加味した方剤で，腹痛・嘔吐を伴う場合とさらに冷えの強い場合に用いられる．凍瘡《とうそう》（しもやけ）には静脈のうっ血を改善するために桂枝茯苓《けいしぶくりょう》丸《がん》を合方《ごうほう》するとよい．

君薬 当帰《とうき》　**臣薬** 芍薬《しゃくやく》

当帰芍薬散（とうきしゃくやくさん）

血虚・脾虚湿盛

病性	病勢	外邪			気・血・水			病向		帰経
	中・虚	湿		風		血	水滞	降		肝

全身的な栄養障害（血虚），消化吸収機能の低下（脾虚），水分の吸収排泄障害（湿盛）により，内分泌系や自律神経系の失調を生じていると考えられる．女性では，安産の薬，安胎薬として妊娠時によく用いられるが，理気薬の香蘇散《こうそさん》などを合方《ごうほう》するほうが飲みやすく，つわりにも奏効する．

君薬 当帰《とうき》　**臣薬** 芍薬《しゃくやく》

二朮湯（にじゅつとう）

湿痺《しっぴ》

病性	病勢	外邪			気・血・水			病向		帰経
寒	中	湿		風	気滞		水滞			脾・心・肺

痺証《ひしょう》に対する方剤である．湿痺とは，痺証と呼ばれるものの一つで，湿邪（水分停滞をひきおこす外因）によっておきる関節の運動障害で，しびれや痛みに，だるい，重い感じをともなう軽度の浮腫を意味する．本剤は，あまり虚実にこだわりなく，肩や上腕が痛む場合に用いることができる．肩こり（神経痛）に奏功することが多い．

君薬 蒼朮《そうじゅつ》・白朮《びゃくじゅつ》・茯苓《ぶくりょう》　**臣薬** 威霊仙《いれいせん》・羌活《きょうかつ》

二陳湯（にちんとう）

肺胃の痰湿

病性	病勢	外邪			気・血・水			病向		帰経
寒・熱	中	湿					水滞	升	収	脾・心・肺

水分の吸収・排泄障害（痰湿）により，気道の分泌増大（白色多痰・咳嗽）や胃内の溜飲（吐き気・嘔吐）を生じる．また，血中の水分量減少により，めまい感などを生じることがある．二陳湯は小半夏加茯苓湯《しょうはんげかぶくりょうとう》を含むが，本剤は半夏《はんげ》・陳皮《ちんぴ》が主薬で肺の痰湿による喀痰・咳嗽が主目的であり，小半夏加茯苓湯は半夏・生姜《しょうきょう》が主薬で胃の痰飲による嘔吐が主目的である．なお，本剤は痰湿の根本原因を改善するものではないため，原因に対応した処方に配合して用いるほうがよい．

君薬 半夏　**臣薬** 陳皮・茯苓《ぶくりょう》

人参湯（にんじんとう）

脾胃虚寒

病性	病勢	外邪			気・血・水			病向		帰経
寒	虚	湿	冷		気虚		水滞	降		脾・肺

消化器系全般の機能低下（脾胃気虚）が続いた結果，エネルギー代謝の低下や末梢の循環不全により寒証（虚寒）を伴った場合に用いる．また，虚証に関係なく，飲食物や寒冷環境の刺激による一過性の症候の場合にも用いられる．人参湯証は寒邪により腹痛して下痢するが激しい水様便ではなく，また頻尿が特徴である．「真武湯《しんぶとう》証」も寒邪により腹痛して下痢するが，腹痛は便が出ると緩解し，水様便で尿量減少（浮腫）が特徴である．

君薬 人参《にんじん》　**臣薬** 蒼朮《そうじゅつ》

人参養栄湯（にんじんようえいとう）

気血両虚，虚寒，心血虚，肺気虚

病性	病勢	外邪			気・血・水			病向		帰経
寒	虚	湿	冷		気虚	血虚		降	散	腎・肝

十全大補湯《じゅうぜんたいほとう》から川芎《せんきゅう》（興奮に働くため）を除き，五味子《ごみし》・遠志《おんじ》・陳皮《ちんぴ》を加えたものに相当する．本剤は十全大補湯証（気血両虚・虚寒）に，不眠や健忘，浅眠などの心血虚（大脳や中枢神経系の興奮性異常）と，息切れ，咳嗽，喀痰などの肺気虚（呼吸器系の機能低下）を伴った場合に用いる．なお，心血虚・脾気虚の場合には帰脾湯《きひとう》の証となる．

君薬 人参《にんじん》・当帰《とうき》　**臣薬** 白朮《びゃくじゅつ》・地黄《じおう》

麦門冬湯（ばくもんどうとう）

肺胃・気陰両虚

病性	病勢	外邪			気・血・水			病向		帰経
熱	中・虚	燥			気虚		水	升	収	脾・腎

本剤は，慢性の咳嗽（咽喉が乾燥して刺激感が強いため，連続して咳込んで顔が紅潮する場合が多い），粘痰あるいは無痰，口渇などの肺陰虚（呼吸器系の脱水症状）と，しゃっくり，げっぷ，嘔吐，胸やけ，食欲不振，便秘などの胃陰虚（消化器系の脱水症状）に疲れやすい，息切れなどの気虚の症候を伴った場合に用いる．

君薬 麦門冬《ばくもんどう》　**臣薬** 半夏《はんげ》

八味地黄丸（はちみじおうがん）

腎陽虚

病性	病勢	外邪			気・血・水			病向		帰経
寒	虚	湿	冷	風	気虚		水滞	降	散	腎

本剤は，腎陰を補う六味地黄丸《ろくみじおうがん》に補陽薬である附子《ぶし》と桂皮《けいひ》を加味した方剤である．腎陽虚とは腎虚の症候とともに虚寒（四肢の冷え，温暖を好むなど）と水滞（浮腫，水様便，めまい，乏尿または頻尿など）の症状を示す．前立腺肥大などによる排尿障害に用いるとよい．

君薬 地黄《じおう》　**臣薬** 山茱萸《さんしゅゆ》・山薬《さんやく》

半夏瀉心湯（はんげしゃしんとう）

脾胃不和《ひいふわ》

病性	病勢	外邪			気・血・水			病向		帰経
寒・熱	中	湿			気虚			両	散	脾・心・肺

脾胃不和とは「胃の降濁（飲食物が下る機能）」と「脾の升精（栄養物が門脈を経て上方する機能）」の機能が失調し，悪心・嘔吐の上逆の症状と下痢の下降の症状がみられることである．本剤はその脾胃不和の症状に用いられる．なお，腹鳴はあるが，下痢はさほど激しくはない．

君薬 黄連《おうれん》　**臣薬** 黄芩《おうごん》

半夏白朮天麻湯（はんげびゃくじゅつてんまとう）

脾気虚の痰濁上擾《たんだくじょうじょう》

病性	病勢	外邪			気・血・水			病向		帰経
寒	虚	湿		風	気		水滞	升	収	脾・心・肺

脾気虚の痰濁上擾とは，消化吸収機能低下や全身の機能や代謝の低下（脾気虚）により，水分の吸収排泄障害が生じ，胃内の溜飲や組織の浮腫により身体上部（特に頭部）の失調状態（痰濁）を呈することである．つまり，内耳や頭蓋内にも浮腫が発生する．本剤はそんな水毒によるめまい（上擾《じょうじょう》）や頭痛，ふらつきに対する方剤である．

君薬 半夏《はんげ》・天麻《てんま》　**臣薬** 黄耆《おうぎ》・人参《にんじん》・白朮《びゃくじゅつ》

白虎加人参湯（びゃっこかにんじんとう）

傷暑気虚，胃熱

病性	病勢	外邪			気・血・水			病向		帰経
熱	実・中	燥	火		気虚		津虚	升	収	脾・肺

白虎湯《びゃっことう》に人参《にんじん》を加味した方剤である．熱と渇が主症状で，津液《しんえき》が欠乏し煩渇し，乾燥脱水の著しい場合に用いる．傷暑は内熱および脱水の軽度な状態で，これに気虚が加わっている．胃熱は過食や精神的ストレスなどによる消化器系の炎症，自律神経機能亢進によるもので，口渇，多飲，多食，硬便などを呈する．本剤は特に陽明病の燥熱性病態に用いられ，大熱・大汗・大渇の適応である．冷水の多飲を目標にするとよい．

君薬 知母《ちも》　**臣薬** 石膏《せっこう》

茯苓飲（ぶくりょういん）

胃の痰飲，脾気虚の痰飲

病性	病勢	外邪		気・血・水			病向		帰経
寒・熱	中・虚	湿		気		水滞	升		脾

本剤は，胃内の溜飲（痰飲）に対する処方である．胃内に水分の貯留があり，さらに幽門の痙攣による機能性の通過障害をともなう病態であることから，水分を除き，幽門痙攣を解き，蠕動を調整して通過障害を緩解する方剤である．つかえ感をとるために人参《にんじん》が配合されている．本剤は六君子湯《りっくんしとう》のように食欲不振ではなく，食欲はあっても入らない症候である．また，五苓散《ごれいさん》も水分の吸収障害による胃・腸管内の水分貯留であり，悪心の少ない点では同じであるが，五苓散は吐出するとともに下痢もみられ，幽門の通過障害はないという違いがある． **君薬** 茯苓《ぶくりょう》・蒼朮《そうじゅつ》　**臣薬** 枳実《きじつ》・陳皮《ちんぴ》

平胃散（へいいさん）

寒湿困脾《かんしつこんぴ》

病性	病勢	外邪		気・血・水			病向		帰経
寒・熱	中	湿		気滞		水滞	升	収	脾・心・肺

寒湿困脾は，食べ過ぎ，飲み過ぎ，生もの・冷飲食物の摂取，雨や湿気による影響により，胃腸の機能が障害され，水分の吸収排泄障害を引き起こしたものである．時には筋肉などに軽度の浮腫が生じ重だるい感覚も生じることがある．本剤は気滞を改善し，胃内停水や食滞を除く．一般に，消化障害をきたして心窩部不快感や腹部膨満感などを訴える場合，あるいは過食などによる急性胃腸障害に本剤を用いる．普段は胃腸症状がなく，食べ過ぎて具合が悪くなる人によい．

君薬 蒼朮《そうじゅつ》　**臣薬** 厚朴《こうぼく》

防已黄耆湯（ぼういおうぎとう）

気虚の風水，風湿

病性	病勢	外邪		気・血・水			病向		帰経
	中・虚	湿				水滞		散	腎

本剤は疲れやすい，息切れ，自汗，顔色が白いなどの気虚の症候に，浮腫や関節・筋肉のしびれや痛み，体が重だるい，尿量減少などの水分代謝障害（風水・風湿）をともなう場合に用いる．多汗には黄耆建中湯《おうぎけんちゅうとう》のように黄耆《おうぎ》を配合した方剤が使われる．本剤は固表（外邪に対する抵抗力の増強）・止汗に働くので，分泌物の多い皮膚病や寒虚湿証の感冒（悪風，自汗，身体痛，乏尿など）にも応用できる．

君薬 防已《ぼうい》　**臣薬** 黄耆・白朮《びゃくじゅつ》

防風通聖散（ぼうふうつうしょうさん）

表寒，裏実熱

病性	病勢	外邪			気・血・水			病向		帰経
熱	実	湿	火	風		血	水滞	升	収	脾・心・肺

体内で炎症などによって熱の産生が高まり（裏熱），さらに感冒など（表寒）による体表血管の収縮により熱の発散が妨げられ，うつ熱状態をひき起こしている．このため腸管の蠕動も低下して便秘（裏実）となり，尿も濃縮されるため，大・小便の排泄や体表面の熱放散も妨げられる．表裏ともに熱・風・水などの毒が充満している．したがって，本剤は，上中下・表裏・内外に充満している病邪をあらゆる方向で排除する．

君薬 大黄《だいおう》・芒硝《ぼうしょう》　**臣薬** 麻黄《まおう》・防風《ぼうふう》・荊芥《けいがい》・薄荷《はっか》・滑石《かっせき》・山梔子《さんしし》

補中益気湯（ほちゅうえっきとう）

脾胃気虚，中気下陥《ちゅうきげかん》，清陽不升《せいようふしょう》，脾不統血《ひふとうけつ》，気虚発熱《ききょはつねつ》

病性	病勢	外邪			気・血・水			病向		帰経
寒・熱	虚	湿			気虚			降	収	脾

中気下陥とは骨格筋・平滑筋・支持組織などの緊張低下が顕著である場合（胃アトニー，ヘルニア，便秘・下痢など）である．清陽不升とは末梢血管抵抗の減弱により脳の虚血性症候がみられる場合（立ちくらみ，眠気，低血圧など）である．脾不統血とは凝固因子の不足による出血である（下半身や皮下の出血，月経周期の短縮や過多月経など）．気虚発熱は，精神的・肉体的によって生じる微熱と考えられる．4 つとも全て脾胃気虚が基本にある．本剤は升提《しょうてい》（脳の興奮性や平滑筋・骨格筋の緊張を高めて，アトニー状態を改善する）を目的とした方剤である．**君薬** 黄耆《おうごん》　**臣薬** 人参《にんじん》・甘草《かんぞう》

麻黄湯（まおうとう）

表寒，表実

病性	病勢	外邪			気・血・水			病向		帰経
寒	実			風				升	収	腎・肺

表寒とは，感染症の初期にみられる悪寒・頭痛・身体痛・脈浮の症候をいう．表実とは表寒の状態で無汗・脈浮緊である場合をいう．本剤は麻黄《まおう》・桂皮《けいひ》による発汗・解熱作用が主で，麻黄・杏仁《きょうにん》による呼吸困難改善・鎮咳の効果も期待できる．発汗作用が強いので，老人や虚弱者，高血圧症には用いるべきではない．また，長期投与は避けるべきである．なお，浮脈は指を軽く置いただけで触れる脈，緊脈は緊張した脈で，縄に触れているように震える感じがある．

君薬 麻黄　**臣薬** 桂皮

麻黄附子細辛湯（まおうぶしさいしんとう）

陽虚（気虚＋虚寒）の表寒

病性	病勢	外邪			気・血・水			病向		帰経
寒	中・虚	湿	冷	風				升	収	腎

体力低下，疲労感，食欲不振，寒気，四肢の冷えなど全身機能や代謝が低下し，循環状態も悪く（陽虚），悪寒・発熱・頭痛などの表寒を伴う場合に用いる．熱証には用いるべきではない．一般に，比較的体力の低下した人の悪寒を伴う発熱（微熱）を目標に用いる．老人や虚弱者の感冒や気管支炎に繁用される．咳・痰に加え，くしゃみ・鼻水を伴うときは，虚・実に関係なく，小青竜湯《しょうせいりゅうとう》を合方すると効果がある．

君薬 附子《ぶし》　**臣薬** 細辛《さいしん》

麻杏甘石湯（まきょうかんせきとう）

肺熱の喘咳《ぜんがい》

病性	病勢	外邪			気・血・水			病向		帰経
熱	実	燥	火					升	収	腎・肺

肺・気道の炎症（肺熱）による呼吸困難（喘）や咳嗽（咳）に用いる．咽痛や咳嗽が強い時には，消炎や鎮咳，息切れに使う桑白皮《そうはくひ》を加えた五虎湯《ごことう》がよい．麻黄湯《まおうとう》組成生薬の桂《けい》皮《ひ》を石膏《せっこう》に代えた方剤である．したがって発汗・解熱作用が主ではなく，石膏の清熱瀉火の効能により肺・気道の炎症を抑える（肺熱を瀉す）ことを目標とした方剤である．本剤は，越婢加朮湯《えっぴかじゅつとう》，五虎湯と同様に，痔核の腫脹や疼痛，さらに睾丸炎にも有効であるとされているが，下肢の静脈瘤に起きた血栓性静脈炎にも有効である．

君薬 麻黄《まおう》　**臣薬** 石膏

麻杏薏甘湯（まきょうよくかんとう）

風湿の表証，風湿痺

病性	病勢	外邪			気・血・水			病向		帰経
寒	実・中	湿		風			水滞	升	収	腎

湿潤の環境や冷えなどにより，水分代謝障害（風湿）を生じ，皮膚や筋肉などに浮腫や循環障害を招き，しびれ痛み，重だるい感覚や頭痛・発熱・悪寒（表証）をともなう場合に用いる．したがって，本剤は疼痛よりも浮腫の改善が主である．湿を除く発散薬であり，風湿痺の痺証《ひしょう》に用いられる．また，構成生薬から，鎮咳・去痰の効果も期待できる方剤である．なお，薏苡仁《よくいにん》は単独でいぼ（疣贅《ゆうぜい》）に適用される長期投与可能な生薬であるため，本剤がいぼに用いられることもある．

君薬 麻黄《まおう》　**臣薬** 杏仁《きょうにん》

麻子仁丸（ましにんがん）

腸燥便秘

病性	病勢	外邪			気・血・水			病向		帰経
	中・虚	燥					津虚	升	収	脾・心・肺

腸燥便秘は発熱・発汗などにより，一時的に体内水分が不足し，腸管内水分の過剰吸収のために糞便が乾燥し，流動性を失い糞塊となった状況である．また，腸の蠕動が低下（気虚）したために，糞便停滞時間が長くなり，水分の過剰吸収のために兎糞状になる場合もある．本剤は麻子仁《ましにん》・杏仁《きょうにん》の組み合わせが主薬で，腸管を潤して便を軟化する（潤下）する効果がある．虚証の便秘にはこの組み合わせが用いられる．

君薬 麻子仁　**臣薬** 杏仁

木防已湯（もくぼういとう）

支飲（胸部の痰飲）

病性	病勢	外邪			気・血・水			病向		帰経
	虚	湿					水滞	升	収	脾

肺水腫・胸水に対する方剤である．うっ血性心不全による心臓性喘息，チアノーゼ，うっ血肝などが考えられる．主薬の防已《ぼうい》や石膏《せっこう》は利尿・消炎作用があり，うっ血性心不全には効果的である．

君薬 防已　**臣薬** 石膏

薏苡仁湯（よくいにんとう）

湿痺《しっぴ》

病性	病勢	外邪			気・血・水			病向		帰経
寒	実・中	湿		風		血虚	水滞			腎

痺証《ひしょう》に対する方剤である．湿痺は水分の排泄障害により組織の浮腫が生じて，血行障害や筋肉の痙攣を呈する病態である．固定性の痛みと重だるい感覚を特徴とする．主薬の薏苡仁《よくいにん》・蒼朮《そうじゅつ》は利尿作用として働く．比較的慢性に経過する四肢の関節，筋肉の疼痛，腫脹，熱感のある場合に用いる．本剤と似ている桂枝加朮附湯《けいしかじゅつぶとう》は湿に冷え（寒）が加わったものに用いるとよい．

君薬 薏苡仁　**臣薬** 蒼朮

抑肝散（よくかんさん）

気血両虚の肝陽《かんよう》化《か》風《ふう》

病性	病勢	外邪			気・血・水			病向		帰経
	中	湿		風	気滞	血滞		升	収	腎

気虚（体力低下）・血虚（栄養低下）のために，ストレスに対する抵抗性が低下し，軽度な精神的・肉体的な刺激に対しても反応性が高まった状態で，自律神経系の失調を伴った状態（肝陽化風）と考えられる．主薬の釣藤鈎《ちょうとうこう》には降圧作用や催眠作用が認められている．したがって，高血圧症や不眠にも応用できる．さらに悪心・嘔吐・腹部膨満感などをともなう時には本剤に陳皮《ちんぴ》と半夏《はんげ》を加味した抑肝散《よくかんさん》加《か》陳皮《ちんぴ》半夏《はんげ》を用いる．

君薬 釣藤鈎　**臣薬** 柴胡《さいこ》

六君子湯（りっくんしとう）

脾胃気虚・痰飲（湿）

病性	病勢	外邪			気・血・水			病向		帰経
寒	虚	湿			気虚		水滞	升		脾

気虚では，特に水分の吸収・排泄の能力が低下するために，胃腸内の溜飲（胃内停水）や水様性の便，浮腫などが生じやすく，これに伴って悪心・嘔吐・腹部膨満などの気滞の症候がみられる．さらに，「脾は生痰の源，肺は貯痰の器」といわれるように，気管内の分泌過多による多痰・咳嗽なども発生する．胃内停水がある人は，胃内でポチャポチャと水の音がするのが特徴である．食欲不振というより，食欲はあっても食卓に着くと食べられない場合が多い．

君薬 人参《にんじん》　**臣薬** 白朮《びゃくじゅつ》

竜胆瀉肝湯（りゅうたんしゃかんとう）

肝胆《かんたん》火旺《かおう》・下焦《げしょう》の湿熱

病性	病勢	外邪			気・血・水			病向		帰経
熱	実	湿	火			血虚	水滞	升		脾・腎

肝胆火旺は主に自律神経系の過興奮状態を意味しており，中枢神経系の興奮や充血・炎症も含まれる．特徴は主に頭面部に熱証があり，下部の虚証はみられないことである．下焦の湿熱は主に尿路系，睾丸，副睾丸，骨盤内臓器，腟，外陰部などの炎症を意味している．長期服用は胃腸障害を招く恐れがある．虚証で，胃腸虚弱や冷え症，神経過敏の傾向がある場合には清心蓮子飲《せいしんれんしいん》の方がよい．尿を出すためには猪苓湯《ちょれいとう》を合《ごう》方《ほう》するとよい．また，痛みを伴う時は芍薬甘草湯《しゃくやくかんぞうとう》を合方するとよい．

君薬 竜胆《りゅうたん》　**臣薬** 当帰《とうき》・地黄《じおう》

苓甘姜味辛夏仁湯（りょうかんきょうみしんげにんとう）

寒痰の喘咳《ぜんがい》

病性	病勢	外邪			気・血・水			病向		帰経
寒	中・虚	湿					水滞	升		腎

喘は呼吸困難，咳は咳嗽である．本剤は小青竜湯《しょうせいりゅうとう》の適応症で表証のない場合に用いられる．なお，本剤は各構成生薬名の一部をとって名前がつけられている．麻黄《まおう》を含まないので気管支痙攣の抑制作用は弱いが，利水の茯苓と止咳平喘の杏仁《きょうにん》を加えていることから，多痰・咳嗽に適している．また，麻黄剤の服用で胃腸障害などを呈する場合によい．なお，体力の低下した腎疾患のむくみなどにも用いられる．

君薬 茯苓《ぶくりょう》　**臣薬** 乾姜《かんきょう》・細辛《さいしん》

苓姜朮甘湯（りょうきょうじゅつかんとう）

下焦《げしょう》の寒湿

病性	病勢	外邪			気・血・水			病向		帰経
寒	虚	湿	冷		気		水滞	升	散	心・肺・腎

苓桂朮甘湯《りょうけいじゅつかんとう》の桂皮《けいひ》（表：上焦）を乾姜《かんきょう》（裏：下焦）に代えた方剤であり，どちらも温めて利水するが，適応は大きく異なっている．下焦の寒湿は長期に寒冷で湿気の多い環境に居る人に多く，腰以下の筋肉や皮下に水分停滞が発生する．「腎」の居場所は膜といわれ，その「腎」の水分代謝低下が起きると腰が重い症状があらわれる．さらに寒邪も侵入することから腰が冷えることになる．冷えによる腰痛や小児の夜尿症にもよい．

君薬 乾姜　**臣薬** 茯苓《ぶくりょう》

苓桂朮甘湯（りょうけいじゅつかんとう）

脾虚の寒飲

病性	病勢	外邪			気・血・水			病向		帰経
寒	虚	湿			気滞		水滞	升	散	肝・脾・心・肺

消化吸収機能の低下（脾気虚）があり，水分の吸収排泄が不十分なため，水滞（痰飲）が発生して循環不良により寒証をともなう場合に用いる．したがって，熱証には適さない．茯苓《ぶくりょう》・桂皮《けいひ》の組み合わせは動悸・息切れを目的としている．本剤も苓姜朮甘湯《りょうきょうじゅつかんとう》も温めて利水するのは同じであるが，本剤は水飲が上昇し，苓姜朮甘湯は水飲が下降したもの（神経痛，冷え症，夜尿症などに）と考えるとよい．めまいは起立性・運動性のめまいで回転性めまいではない．小便は比較的よく出るほうである．

君薬 茯苓　**臣薬** 白朮《びゃくじゅつ》

六味地黄丸（ろくみじおうがん）

腎陰虚

病性	病勢	外邪			気・血・水			病向		帰経
	虚	燥			気虚		津虚	降	散	腎

六味丸《ろくみがん》ともいう．腎は「精を蔵し，成長，発育，生殖を主る」もので，現代医学的解釈によれば内分泌系，泌尿生殖器系，神経系を指している．精は生命エネルギーの基礎物質と考えられ，内分泌系全般の物質的基礎に相当する．腎虚とはこの「精」の不足を基本とする病態である．また，さらに陽気の不足が強くなれば腎陽虚，陰液の不足が強くなれば腎陰虚を呈することになる．腎陰虚とは腎虚に陰液の不足が加わり，結果的に陽気が陰液を上回ることになったことで，虚熱と乾燥の症状が加わった場合をいう．ちなみに虚熱の状態は体力は消耗しているが，自律神経系の興奮や精神の高ぶりで，眠れない，身体や手足のほてり，微熱，寝汗，イライラして落ち着かないなどの症状がみられる．

君薬 地黄《じおう》　**臣薬** 山茱萸《さんしゅゆ》・山薬《さんやく》

漢方方剤索引

漢方方剤索引

日本語索引

た行

な行

は行

MEMO

参考図書

・岡野善郎，永田郁夫：グラフィック解析 漢方方剤学体系 ―医療現場での適正使用を目指して―，京都廣川書店，2011．

・鈴木章平：理論中医学臨床マニュアル，医歯薬出版，1994．

・岡野善郎，永田郁夫：スキルアップのための漢方薬の服薬指導 改訂２版，南山堂，2006．

・髙山宏世：漢方常用処方解説 改訂版，三考塾叢刊，1989．

・神戸中医学研究会（編）：中医臨床のための 常用漢薬ハンドブック，医歯薬出版，1987．

・医学堂研究会（訳）：続・漢方配合応用，薬業時報社，1987．

・医学堂研究会（訳）：漢方配合応用，薬業時報社，1984．

・森 雄材：図説 漢方処方の構成と適用 エキス剤による中医診療，医歯薬出版，1985．

・神戸中医学研究会（編）：中医処方解説，医歯薬出版，1982．

著者略歴

永《なが》田《た》郁《いく》夫《お》［医学博士］

1977 年 3 月	福岡大学薬学部卒業
4 月	久留米大学医学部附属病院薬剤部に入局
1989 年12月	入局当時から漢方医学に関心をもち， 漢方医の山本省吾先生，日野邦憲先生に師事する 大学病院では初めての漢方外来薬剤師として 勤務する傍ら，実際の臨床現場での漢方医学を学ぶ
2001 年 1 月	久留米大学にて医学博士号取得
2005 年 4 月	久留米大学医学部附属病院薬剤部副部長補佐
2012 年 4 月	医療法人福西会 福西会病院薬剤部長に就任
2015 年 4 月	医療法人日新会 久留米記念病院薬剤科に勤務
2020 年 3 月	医療法人日新会 久留米記念病院退職
2020 年 4 月 ～ 2023 年 3 月	調剤薬局経験（複数店舗）

〔主な著書〕『スキルアップのための漢方薬の服薬指導』（改訂 2 版，2006 年，南山堂），『漢方医薬学雑誌：“ 漢方服薬指導エッセンスQ＆A ”』連載シリーズ（2006～2013 年，協和企画）ほか，雑誌や多数の連載シリーズなどを執筆．2016 年には『シーン別　わかる！漢方 Q ＆ A』（南山堂）を出版．

症状・体質からしっかり選べる！
薬剤師・登録販売者のための
フローチャートでわかる漢方薬虎の巻

2023 年 8 月 1 日　1 版 1 刷　　©2023

著　者
永《なが》田《た》郁《いく》夫《お》

発行者
株式会社 南山堂　代表者 鈴木幹太
〒113-0034　東京都文京区湯島 4-1-11
TEL 代表 03-5689-7850　　www.nanzando.com

ISBN 978-4-525-47171-2

A4717110101-A